IIFYM &

Dieta Flexible

La Guía "IIFYM" Para Principiantes - Todo Lo
Que Necesita Saber Para Comer Todos Los
Alimentos Que Quiere Y Perder Peso

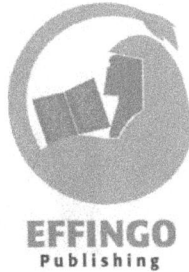

EFFINGO
Publishing

Para descubrir más libros, visite :

EffingoPublishing.com

Descargue otro libro gratis

Queremos agradecerle por comprar este libro y ofrecerle otro (tan largo y valioso como este), "Errores de salud y forma física que no sabe que está cometiendo", completamente gratis.

Para inscribirse y recibirlo, visite el siguiente enlace:

www.effingopublishing.com/gift

En este libro, analizaremos los errores más comunes de salud y acondicionamiento físico, que usted está probablemente cometiendo en este momento, y le revelaremos cómo puede ponerse fácilmente en la mejor forma de su vida.

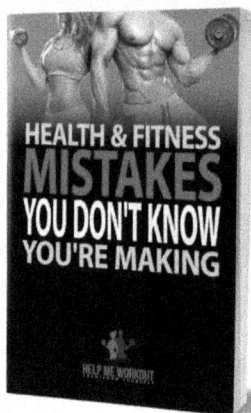

Además de este valioso regalo, también tendrá la oportunidad de recibir nuestros nuevos libros gratis, participar en sorteos y recibir otros correos electrónicos de nuestra parte. De nuevo, visite el enlace para registrarse:

www.effingopublishing.com/gift

ÍNDICE

Introducción

Tener un cuerpo sano es una de las cosas más importantes que puede tener. Un cuerpo sano significa que podrá hacer lo que ama por mucho más tiempo. La mejor manera de mantener su cuerpo sano es asegurarse de que los alimentos que come son saludables. Evitar la comida basura y los vicios le mantendrá saludable. Combínelos con ejercicio regular y estará en mejor forma.

Pero el hecho es que no todo el mundo tiene esa oportunidad.

El ejercicio regular es más fácil de decir que de hacer. No todo el mundo tiene tiempo para hacer ejercicio con un horario ocupado. La mayoría de las veces, la gente está demasiado cansada para hacer más trabajo físico cuando llegan a casa. Otro factor puede ser la pereza o la falta de deseo de hacer ejercicio.

Así que la otra opción para un cuerpo sano es comer sano. Actualmente hay muchas dietas disponibles. Pero todas tienen una cosa en común: son formas de controlar lo que come.

En este libro, veremos una de estas dietas y técnicas de alimentación. Esperemos que al final de su lectura, tendrá toda la información necesaria sobre esta dieta. También esperemos que pueda usar la información de este libro para estar más saludable y mantener este estilo de vida.

Además, antes de empezar, le recomendamos que se inscriba a nuestro boletín electrónico actualizaciones de todos nuestros nuevos libros y próximas promociones. Puede registrarse de forma gratuita y como bono, recibirá un regalo. ¡Nuestro libro "Errores de salud y forma física que no sabe que está cometiendo"! Este libro ha sido escrito para desmitificar, exponer lo que se debe y lo que no se debe hacer y finalmente equiparle con la información necesaria para estar en la mejor forma de su vida. Debido a la cantidad abrumadora de información falsa y mentiras contadas por las revistas y los autoproclamados "gurús", es cada vez más difícil obtener información fiable para ponerse en forma. A diferencia de tener que pasar por docenas de fuentes tendenciosas y poco confiables para obtener información sobre su salud y estado físico, hemos creado este libro de lectura fácil con todo lo que necesita saber para obtener resultados inmediatos y así alcanzar sus objetivos de acondicionamiento físico deseados en el menor tiempo posible.

Una vez más, para suscribirse a nuestro boletín electrónico gratuito y para recibir una copia gratuita de este valioso libro, por favor visite el enlace e inscríbase ahora: www.effingopublishing.com/gift

IIFYM ¿QUÉ ES?

Entre las muchas dietas que existen, todas tienen una cosa en común: restringen lo que come. En la mayoría de las dietas, no se pueden comer dulces o alimentos grasos, lo que está bien, porque demasiada azúcar o grasa es mala para usted de todos modos. Otras dietas limitan la ingesta de carbohidratos.

Sin embargo, hay una dieta más flexible que le permite comer lo que quiera, pero bajo ciertas condiciones, por supuesto: esta dieta se llama IIFYM.

Los fundamentos del IIFYM

IIFYM es un acrónimo de la frase "If It Fits Your Macros". Es una dieta que le ayuda a perder peso sin restringir lo que come. Puede comer cualquier cosa siempre y cuando "se ajuste a sus macros". Discutiremos qué macros son más tarde. Por ahora, vamos a centrarnos en las dietas flexibles y el IIFYM.

Lo que necesita entender es que el IIFYM no restringe su dieta. Puede comer lo que quiera. Para entender mejor el IIFYM, veamos ahora cómo funciona.

¿Cómo funciona el IIFYM?

La dieta IIFYM, o dieta flexible, no controla lo que come. Puede comer lo que quiera. Ya sea pizza, un helado, un pastel o lo que quiera. ¿Cómo funciona?

En primer lugar, pensemos en lo que crea la grasa corporal... Su primer instinto podría ser de responder: alimentos grasos, comida basura, azúcar, etc. Sin embargo, estas no son las principales razones del aumento de peso. Obviamente, estos alimentos pueden contribuir a esto, pero no son las razones principales. Esta es una de las ideas más erróneas sobre la dieta en general. No hay evidencia científica de que ciertos alimentos hagan aumentar el peso (Feinman & Fine, (2004). Lo que le hace engordar es el exceso de calorías que crea calorías adicionales en el cuerpo.

El IIFYM, en general, le permite controlar su ingesta calórica a base de macronutrientes. Puede comer lo que quiera siempre y cuando se mantenga dentro de los límites establecidos por las macros. Por lo tanto, el IIFYM es diferente de otras dietas. La mayoría de las dietas controlan lo que come, mientras que el IIFYM controla la cantidad. Es básicamente la forma más fácil de alimentarse. Si quiere reducir su peso, simplemente reduzca la cantidad de comida que come. Pero eso es una simplificación excesiva. Reducir drásticamente la ingesta de alimentos puede ser dañino en lugar de útil. El IIFYM es una forma controlada y calculada de determinar cuanta comida puede comer cada día.

Más adelante, explicaremos con mucho más detalle cómo seguir esta dieta. Cuidado, implica un poco de matemáticas.

¿Cuáles son las ventajas del IIFYM?

Ahora que hemos explicado la definición del IIFYM, veamos los beneficios que puede obtener de ella.

Puede conseguir el peso que quiera

El beneficio más importante y notable del IIFYM es, por supuesto, que le ayuda a controlar su peso. La pérdida de peso es posible porque la ingesta de calorías y macronutrientes se reduce a un 15-25% si se sigue esta dieta. También se sugiere que las dietas altas en proteínas, como la dieta IIFYM, aumentan el metabolismo, permitiendo una reducción constante de peso. Si quiere ganar peso, simplemente aumente su ingesta de calorías y proteínas para ayudarle a ganar peso.

Es flexible

El IIFYM es más que una dieta, es un estilo de vida. Como resultado, es mucho más fácil de mantener que la mayoría de las dietas. La mayoría de las dietas restringen lo que se come, lo que limita los tipos de alimentos que se pueden comer. Esto le lleva a comer sólo alimentos sosos o aburridos. Imagine comer pollo y brócoli todos los días. ¿No sería aburrido? Con el IIFYM, no será un problema. De hecho, la dieta es extremadamente flexible. Puede comer cualquier cosa siempre y cuando mantenga su ingesta calórica en la cantidad correcta. Es mucho más fácil mantener la dieta porque se come una variedad de alimentos.

No hay alimentos "prohibidos"

En el IIFYM, puede comer cualquier cosa. Este es el principal punto de venta de este esquema. No se prohíbe ningún alimento. ¿Le apetece curry? Adelante, pida uno. ¿Quiere papas fritas, una hamburguesa con queso y un batido? Adelante. Mientras tenga en cuenta sus macros y calorías, siempre estará a salvo. Esto no sólo facilita el mantenimiento del plan, sino que también le permite aprovechar el proceso. La mayoría de las dietas son muy restrictivas, quitando la mayoría de sus beneficios. Pero con IIFYM, lo que más necesita es disciplina.

Requiere menos ejercicio

Debido a que el IIFYM reduce la ingesta de calorías, no requiere tanto ejercicio. De hecho, cuando se realizan los macro cálculos, se tienen en cuenta las actividades físicas. Esto significa que aunque tenga una mínima cantidad de actividad física, puede seguir la dieta y aún así disfrutarla. Esto no significa, por supuesto, que no necesite hacer ejercicio. Recomendamos que combine esta dieta con ejercicio regular para obtener mejores resultados.

¿Hay algún inconveniente en el IIFYM?

Ahora que hemos discutido los beneficios del IFYM, veamos algunas de sus características o efectos menos deseables. Como todo lo demás, el proceso también tiene inconvenientes específicos.

Sigue siendo es una dieta

Por muy flexible que sea el régimen del IIFYM, sigue siendo un régimen. Como con todas las demás dietas, hay un consenso de que no funcionan a largo plazo. Muchas personas que empiezan la dieta pueden simplemente dejarla un día y volver a su estado anterior. Esto a menudo invierte algunos de los progresos realizados por el régimen. Por consiguiente, para evitar esta desventaja, es preferible mantener la motivación mientras se sigue el régimen. Como hemos dicho antes, la disciplina será su mejor herramienta para ayudarle a mantener el ritmo. También es mejor integrar el IIFYM en su estilo de vida para que pueda disfrutarlo por más tiempo. También puede consultar a un profesional de la alimentación o la nutrición para adaptar su dieta a sus necesidades.

No se preocupa por los micronutrientes

La dieta IIFYM centra toda su atención en los macronutrientes que recibe, que incluso forman parte del nombre de la dieta. Como tal, no le importan en absoluto los micronutrientes como las vitaminas y los minerales. Se pasa tanto tiempo rastreando los macros y la ingesta calórica que estos micronutrientes son ignorados. Las investigaciones han demostrado los efectos nocivos de una ingesta insuficiente de micronutrientes en el cuerpo. La deficiencia de micronutrientes puede incluso provocar enfermedades. Para combatir este inconveniente, asegúrese de tener en cuenta los micronutrientes. Esta es una de las ventajas del esquema IIFYM: es flexible. Así que puede introducir alimentos que forman parte de su plan de comidas, pero que también contienen vitaminas y minerales. Si esto no es posible, puede tomar suplementos multivitamínicos.

No se tienen en cuenta las condiciones de salud

No todo el mundo puede seguir la dieta IIFYM. Esta categoría incluye a las personas con ciertos problemas de salud o que requieren una dieta especial. Los diabéticos, por ejemplo, necesitarán vigilar su ingesta de carbohidratos. Es posible adaptar el régimen del IIFYM para que siga funcionando bajo ciertas condiciones. Busque la ayuda de profesionales de la nutrición o dietistas para aprender a adaptar la dieta a sus necesidades médicas.

Riesgo de trastornos alimentarios

El seguimiento de sus macronutrientes puede ayudarle a alcanzar sus objetivos de salud. Pero este no es el caso de todos los que quieren probar la dieta IIFYM. Puede haber casos en los que esta dieta puede desencadenar trastornos alimentarios. La supervisión de la dieta y el estado físico puede conducir al desarrollo de ciertos trastornos de la alimentación. Las mujeres jóvenes son más vulnerables a este escenario. Un estudio muestra que el 73% de los estudiantes universitarios diagnosticados con trastornos de la alimentación creen que el control de su dieta, su condición física y otros aspectos de su nutrición condujo o al menos contribuyó al desarrollo del trastorno. Es esencial pedir ayuda a los expertos en nutrición y salud antes de comenzar la dieta. Se trata de asegurarse de que no tenga un desorden alimenticio o, si lo tiene, de asegurarse de que no empeore.

Fundamentos de la nutrición: Calorías y macros

El cuerpo humano ha sido comparado varias veces a una máquina. El cuerpo como las maquinas, consiste en varias partes que funcionan juntas. El cuerpo tiene mucho más valor si todas las partes están juntas que si están separadas. Y si quita los componentes clave, dejará de funcionar correctamente. Pero las similitudes no terminan ahí. Como una máquina, el cuerpo también necesita combustible. El combustible para las máquinas proviene de múltiples fuentes. Puede ser gasolina, diésel, carbón, viento, etc. Pero el combustible del cuerpo humano proviene de una cosa fundamental: la comida que comemos.

¿Qué pasaría si pusiera el tipo de combustible equivocado en una máquina? Se produciría una de las tres situaciones siguientes. En el primer caso, la máquina no funcionaría. Esto se debe a que el tipo de combustible es incompatible con la máquina. En el segundo caso, la máquina funcionaría, pero con una eficiencia reducida. No funcionaría a su máximo potencial. O peor aún, en el tercer escenario, la máquina sería destruida.

Así que algo similar puede sucederle al cuerpo. Como mencionamos, el cuerpo necesita combustible. Y ese combustible proviene de la comida que comemos. Pero si el tipo equivocado de combustible está presente en el cuerpo, el cuerpo dejará de funcionar por completo, trabajará a un ritmo reducido o algo se dañará. Por ejemplo, ¿qué le pasaría a su cuerpo si comiera algo a lo que es alérgico? El cuerpo reaccionaría de cierta manera.

Otro ejemplo es el consumo de alcohol. El cuerpo no necesita el alcohol para funcionar correctamente. El alcohol interfiere con las funciones normales del cuerpo. Entonces, ¿qué pasa cuando bebe demasiado alcohol? Le emborracharás. Sus sentidos se embotarán y el cuerpo esencialmente dejará de funcionar correctamente, al menos hasta que los efectos desaparezcan. Esa es la principal diferencia entre una máquina y el cuerpo humano. Una máquina no tiene la capacidad de repararse a sí misma, mientras que el cuerpo humano sí la tiene. Con el tiempo, algunos daños pueden revertirse o repararse.

Pero la mejor y más efectiva manera de mantener el cuerpo funcionando correctamente es usar el tipo de combustible adecuado. Comer bien es la mejor manera de cuidar a su cuerpo a largo plazo. ¿Pero cómo sabe qué combustible es el correcto? Ahí es donde entra la nutrición.

La nutrición es la rama de la ciencia que se ocupa de los alimentos y su relación con la salud. Examina la forma en que un determinado organismo utiliza los alimentos y los líquidos que ingiere para sus funciones normales, su crecimiento y su mantenimiento. La nutrición es un tema extremadamente amplio, que va desde las deficiencias de ciertos nutrientes o vitaminas hasta enfermedades y afecciones complejas como la hipertensión, la diabetes y las enfermedades cardíacas. En los tiempos modernos, la ciencia de la nutrición también abarca la "prevención de enfermedades".

La composición del cuerpo

Antes de discutir los aspectos más específicos de la nutrición en lo que se refiere a IIFYM, veamos primero de qué está hecho el cuerpo humano. El cuerpo humano está compuesto de muchas partes individuales que pueden ser agrupadas y analizadas de diferentes maneras.

Los sistemas de órganos

El cuerpo está compuesto de diferentes órganos. Estos órganos se agrupan en sistemas. Estos sistemas proporcionan una función vital para el cuerpo. Cada sistema y cada órgano necesita ciertas sustancias químicas para funcionar correctamente. Usan estos químicos para hacer su trabajo, y tal vez más. Por ejemplo, sus músculos necesitan proteínas para crecer, lo que los hace más fuertes. Aquí hay algunos ejemplos de sistemas de órganos en el cuerpo humano.

Esqueleto: Este sistema apoya al cuerpo. Los huesos sirven de anclaje para los músculos y los tendones. También protegen los órganos vitales.

Muscular: Los músculos del sistema muscular se utilizan para mover el cuerpo. Al hacerlos más fuertes, será mucho más fácil llevar a cabo tareas específicas.

Digestivo: Este sistema transforma nuestra comida en nutrientes y químicos que el cuerpo puede utilizar. Es esencialmente un único tubo que descompone la comida.

Nervioso: Este es el centro de control de todo el cuerpo.

La composición química

Cada célula del cuerpo está compuesta de elementos. De hecho, todo está compuesto de elementos. Por lo tanto, podemos organizar el cuerpo según los elementos que lo componen.

Como dijo Carl Sagan, "Estamos hechos de polvo de estrellas". El cuerpo humano está compuesto por los mismos elementos que componen el universo. Pero podemos descomponer el cuerpo en las moléculas que lo componen. No necesitamos enumerar todos los elementos que componen el cuerpo.

Como todos sabemos, el cuerpo humano está compuesto principalmente de agua. El agua constituye alrededor del 65% del cuerpo. Las proteínas absorben el 20% y los lípidos el 12%. El 3% restante está compuesto por otras moléculas como el ARN y el ADN.

La composición del cuerpo en el fitness

Como hemos visto, el cuerpo está compuesto de diferentes elementos, químicos y moléculas que forman las células.

Estas células, a su vez, se agrupan en órganos; y los órganos se agrupan además en sistemas de órganos.

Pero en términos de aptitud física, la "composición corporal" significa algo muy diferente. No le importa la cantidad. En términos de aptitud física, la composición del cuerpo es más bien la proporción de grasa, hueso, músculo y agua en el cuerpo. Establecer esta proporción determina cuán delgada es una persona.

Hay diferentes maneras de determinar la composición del cuerpo de una persona.

Aquí hay algunos ejemplos.

Densidad del cuerpo

Establecer la densidad corporal es la forma más precisa de determinar la composición corporal. Para calcular la densidad de una cosa, simplemente divide su masa por su volumen. Es fácil para las cosas que tienen formas regulares hechas de uno o ambos materiales. Pero la forma del cuerpo no es regular. Y como dijimos antes, está compuesto de muchas partes diferentes.

Para determinar la densidad, usamos esta ecuación:

$$\frac{1}{Db} = \frac{w}{Dw} + \frac{f}{Df} + \frac{p}{Dp} + \frac{m}{Dm}$$

Db = Densidad corporal total

w = Proporción de agua

f = Proporción de grasa

p = Proporción de proteína

m = Proporción de minerales

Dp = Densidad de la proteína

Dw = Densidad del agua

Dm = Densidad del mineral

Df = Densidad de grasa

Para calcular la densidad del cuerpo, simplemente divide la masa por el volumen. Pesa a la persona en una balanza para determinar su masa. Luego, para determinar su volumen, sumergir a la persona en el agua y pesar el agua que ha sido desplazada. Para medir las proporciones de agua, proteínas y otros minerales, se pueden realizar varios productos químicos y pruebas. Sus densidades son entonces medidas o estimadas. Todos estos datos se introducen en una ecuación. La determinación de la proporción de grasa puede hacerse modificando la ecuación.

Ultrasonido

El ultrasonido puede usarse para medir el grosor de la grasa subcutánea. Su mejor ventaja es que puede medir directamente el grosor de los músculos y la grasa intramuscular.

Pliegue de la piel

La prueba del pliegue de la piel mide la composición del cuerpo con un calibrador. El calibrador se utiliza para medir la grasa en diferentes partes del cuerpo. Una vez que se han medido estas partes, se puede estimar la masa grasa total.

ADP

La Pletismografía de Desplazamiento Aéreo, o ADP, es muy similar al desplazamiento de agua. Pero en lugar de usar el agua, usamos el aire. Utilice una cámara especial para determinar el volumen del cuerpo. Entonces, usando el peso o la masa de la persona, se puede calcular la densidad. A continuación se estima el porcentaje de grasa corporal.

DEXA

La absorciometría de rayos X de doble energía, o DEXA, se considera el "patrón oro" para determinar la composición corporal. La composición del cuerpo está determinada por la máquina. Es extremadamente preciso porque escanea todo el cuerpo a la vez. Además, también puede determinar otros detalles como el contenido mineral de los huesos, la masa de tejido adiposo y la masa de tejido magro. Este método sólo lo realizan radiólogos autorizados que utilizan el dispositivo DEXA.

Calorías y macronutrientes

Cuando se trata de la dieta, la mayoría de las personas se preocupan por lo que comen. Siempre hablan de carbohidratos, grasas y calorías. Pero no todos los entienden o incluso saben lo que son. En esta sección, veremos qué son las calorías y los macronutrientes.

Calorías

Cuando se piensa en la ingesta de alimentos, la gente a menudo se preocupa por las calorías. Hablan de las calorías como algo físico. Pero nadie puede mostrarte un ejemplo de calorías. Hablan de la cantidad de calorías en un alimento, pero no de las calorías en sí mismas.

¿Qué son las calorías?

Antes de empezar una dieta, primero necesita saber cuál es el contenido calórico. Las calorías no son algo físico. Puede confundirlo con un objeto o cosa física por la forma en que la gente habla de él. Puede imaginar que cada pieza de comida contiene pequeños trozos de calorías. Pero eso no es cierto. Una caloría no es algo físico. Es una unidad de medida.

Para definir el término "caloría", tenemos que hablar de unidades de medida. Todos conocemos algunas unidades de medida como metros, pulgadas, libras u onzas. Pero no todo el mundo sabe lo que es una caloría. Pero como cualquier otra unidad de medida, la caloría tiene una definición científica. Una caloría (cal) es "la cantidad de calor necesaria para elevar la temperatura de un gramo de agua en 1 grado centígrado". Con esta definición, puede determinar qué es una caloría. De nuevo, no es algo físico. Y, a diferencia de otras unidades de medida como el metro o el kilogramo, no hay ningún objeto físico que muestre su aspecto.

Pero esta definición de caloría sólo se utiliza en las mediciones científicas. En cuanto a los alimentos, se utiliza una definición diferente. El término utilizado en la nutrición se denomina "calorías dietéticas". Siempre está ligada a la caloría "científica". La "caloría" que usan los nutricionistas es la gran caloría. La gran caloría es la kilocaloría o mil calorías "científicas". Es en esta caloría que nos concentraremos más. Esto se debe a que la "caloría científica" es simplemente demasiado pequeña. Así que cuando decimos "caloría" en adelante, estamos hablando de caloría dietética.

Calorías y aumento de peso

Ahora que hemos definido la caloría, veamos su efecto en el cuerpo. Como dijimos, no son objetos físicos. Pero afectan al cuerpo.

Cada pieza de comida contiene calorías. El cuerpo necesita calorías para funcionar. Es el combustible que alimenta el cuerpo. Sin embargo, si la ingesta calórica supera las necesidades del cuerpo, la cantidad excedente se almacena como grasa corporal. No toda la grasa corporal es mala, porque el cuerpo necesita una cierta reserva de energía para ser utilizada en una emergencia. Pero tener demasiada grasa puede causar problemas de salud.

Para no exceder la cantidad requerida, tendrá que entender sus propias necesidades calóricas. Su requerimiento calórico es el número de calorías que su cuerpo necesita para las funciones básicas y las actividades diarias. En resumen, sus necesidades calóricas dependerán de muchos factores. El metabolismo y la actividad diaria son sólo algunos ejemplos. Las necesidades calóricas también se ven influidas por su género, ya que los hombres suelen ser más grandes que las mujeres y, por lo tanto, necesitan más alimentos. Los requisitos calóricos son específicos de cada individuo, pero se pueden hacer generalizaciones. El consumo calórico diario medio recomendado para los adultos es de 2000 Cal para las mujeres y 2800 Cal para los hombres. Para ayudarle a encontrar la cantidad exacta de calorías que su cuerpo necesita, hablaremos de esto más tarde. También puede consultar las calculadoras en línea.

Las calorías en la dieta

Como se mencionó en la sección anterior, todos los alimentos contienen calorías. Eso es porque "llevan" este combustible corporal. Pero no todos los alimentos son iguales. Algunos contienen muchas calorías, otros sólo un poco. Así que veamos el contenido calórico de los diferentes tipos y clases de alimentos.

Bebidas

- Cerveza: 40 kcal

- Café: 2 kcal

- Sodas: 40 kcal

- Milo: 425 kcal

- Vino tinto: 70 kcal

- Vino blanco: 65 kcal

Tortas, postres y dulces

- Galleta con relleno de crema: 525 kcal

- Pan blanco (en rebanadas): 240 kcal

- Pastel: 465 kcal

- Donativo: 350 kcal
- Natillas: 120 kcal
- Panqueque: 305 kcal

Grasas y aceites

- Mantequilla salada: 730 kcal
- Margarina: 730 kcal
- Aceites vegetales: 900 kcal

Pescado y otros mariscos

- Cangrejo: 125 kcal
- Dedos de pescado: 235 kcal
- Langosta: 120 kcal

Frutas y verduras

- Manzana: 35 kcal
- Abogado: 225 kcal
- Plátano: 80 kcal
- Uvas: 50 kcal
- Pomelo: 10 kcal

- Arroz: 125 kcal
- Pasta: 115 kcal

- Camarones: 105 kcal
- Atún: 290 kcal
- Salmón: 155 kcal

- Mango: 60 kcal
- Naranja: 25 kcal
- Pesca: 30 kcal
- Piña: 45 kcal
- Sandía: 10 kcal

- Espárragos: 9 kcal
- Col: 25 kcal
- Zanahorias: 25 kcal
- Apio: 8 kcal

- Pepino: 10 kcal
- Cebollas: 25 kcal
- Patata: 85 kcal
- Tomate: 15 kcal

Carne

- Tocino: 475 kcal
- Corned beef: 215 kcal
- Filete de carne de vacuno: 200 kcal
- Pata de pollo: 90 kcal

- Alas de pollo: 75 kcal
- Hamburguesa: 225 kcal
- Cerdo: 260 kcal
- Salchicha de cerdo: 315 kcal
- Pavo: 170 kcal

Como puede ver, las frutas y verduras generalmente contienen muy pocas calorías. Los aceites y las carnes, por otro lado, contienen muchos de ellos. Pero, por supuesto, el contenido calórico también depende del tamaño de la porción. El contenido calórico que se muestra aquí se basa en los tamaños de porción recomendados para los alimentos enumerados.

Armado con una idea del número de calorías de cada alimento, puede hacer algunos cambios en su dieta para reducir el número de calorías que consume. Eso es básicamente lo que es una dieta. Es simplemente una cuestión de reducir el número de calorías que come y, a veces, aumentar su actividad física. Por eso el plan IIFYM es mucho más flexible que otros planes. Puede saltarse el ejercicio si no quiere. Pero tendrá que reducir mucho más su ingesta de alimentos. Es mejor encontrar un equilibrio entre los dos para obtener los mejores resultados durante un período de tiempo mucho más largo.

Macronutrientes

Discutimos las ideas y conceptos básicos de la ciencia de la nutrición. También mostramos de qué está hecho el cuerpo y cómo determinarlo. También hablamos de las calorías y sus efectos. Ahora veamos el "plato" principal de esta dieta: sus macros.

¿Qué son los macronutrientes?

Los macronutrientes, o macros, son los principales grupos de alimentos que proporcionan nutrientes a su cuerpo. Dan la mayor energía en la comida que come. También realizan otras funciones, pero las veremos con mucho más detalle para cada macronutriente.

Los tres macros son los carbohidratos, las proteínas y las grasas. Cada macro, como cualquier otro alimento, también contiene calorías. Pero contienen diferentes cantidades.

Cantidad de energía por gramo:

Hidratos de carbono: 4 kcal

Proteína: 4 kcal

Grasa: 9 kcal

Esto es consistente con el contenido calórico del que hablamos antes. Si se da cuenta, la grasa contiene 9 calorías por gramo. Por eso, en nuestra lista anterior, los alimentos más calóricos son las grasas y los aceites. Los carbohidratos y las proteínas, por otro lado, contienen sólo 4 calorías por gramo.

Ahora veamos cada uno de estos macronutrientes con más detalle.

Hidratos de carbono

Los carbohidratos son la parte más importante de sus comidas diarias. Proporcionan gran parte de la energía que puede ser utilizada en acciones mentales y físicas. La razón por la que son su mayor fuente de energía es que casi todos los alimentos contienen carbohidratos.

Los alimentos procesados contienen niveles más altos de carbohidratos que los alimentos no refinados. Esto se debe al proceso por el cual se aumenta la vida útil del producto. Se le añaden muchos ingredientes para aumentar su contenido en carbohidratos.

Los carbohidratos se presentan en dos formas principales: monosacáridos y polisacáridos. La diferencia radica en su estructura química.

Los monosacáridos son carbohidratos simples y se denominan comúnmente azúcares. La fructosa, o azúcar de la fruta, y la glucosa, el azúcar del almidón, son algunos ejemplos.

Los polisacáridos son mucho más abundantes en los alimentos que los monosacáridos. También se llaman carbohidratos complejos. Son utilizados por diversas organizaciones como almacenamiento de energía o como componentes estructurales. El almidón y la fibra dietética son algunos ejemplos.

Fuentes de carbohidratos :

* Plátanos
* Arroz
* Pan
* Leche
* Patatas

* Quínoa
* Frijoles rojos
* Avena
* Miel
* Arándanos

Proteína

Las proteínas provienen principalmente de la carne. Están hechos de largas cadenas de aminoácidos. El cuerpo humano no puede sintetizar o crear proteínas por sí mismo. Por eso debería añadirlo a sus comidas.

Las proteínas tienen muchos usos en el cuerpo, pero los principales son el crecimiento y el mantenimiento. Después del agua, las proteínas son la sustancia química más abundante en el cuerpo humano. Está presente en todas las células porque es un componente importante de la estructura celular. Las proteínas, cuando se descomponen, también se utilizan en la reparación celular, las hormonas y las enzimas. También es necesario para la formación de células sanguíneas.

La ingesta de proteínas no es universal. Depende de la actividad física de la persona. La actividad física aumenta las necesidades de proteínas. Los niños y las mujeres que amamantan también necesitan absorber proteínas. Las proteínas musculares también son la fuente de energía de respaldo del cuerpo. Esto sólo ocurre cuando una persona no come durante varios días.

Fuentes de proteína :

- Carne
- Pescado
- Huevos
- Legumbres

-
- Nueces
- Productos de soja
- Leche

Grasa

La mayoría de la gente le teme a la grasa. Muchas dietas y guías de alimentos le dicen que evite la grasa. Pero lo que no saben es que la grasa lleva el sabor en su dieta.

Las grasas o lípidos pueden ser sólidos, como la mantequilla, o líquidos, como otros aceites. Pero generalmente se clasifican en tres categorías: Grasas saturadas, grasas insaturadas y grasas trans.

Las grasas insaturadas son utilizadas por el cuerpo para regular el metabolismo y mantener la elasticidad de las membranas celulares. Mejoran la circulación de la sangre y también son importantes para el crecimiento y la regeneración de las células. También contienen ácidos grasos omega-3 y omega-6. Estos ácidos grasos son esenciales para el cuerpo, pero el cuerpo no puede sintetizarlos de forma natural.

Las grasas proporcionan al cuerpo las vitaminas A, D, E y K. Las grasas animales dan al cuerpo colesterol, que se utiliza para formar vitamina D. El colesterol es algo que la mayoría de las dietas dicen que no necesita. Pero el cuerpo necesita un poco de colesterol. Sin embargo, demasiado puede aumentar el riesgo de enfermedades cardiovasculares.

Fuentes de grasa :

- **Saturada:** Productos cárnicos, productos lácteos, mantequilla

- **Insaturada: Aceite de oliva**, aceite de canola, pescado de agua fría, nueces, aguacates

- **Trans: Productos horneados**, frituras, margarina

¿Qué importancia tienen los macronutrientes?

Como se mostró anteriormente, los macronutrientes provienen de muchos tipos de alimentos. También hemos discutido algunos de sus usos. La mayoría de las dietas le dirán que reduzca los carbohidratos o las grasas. Algunos incluso le dicen que los evite por completo. Pero este no es el caso del IIFYM. Los macronutrientes son muy importantes y son necesarios para el cuerpo. Para estar verdaderamente sano, no hay que renunciar a los demás. Lo que deberíamos buscar en su lugar es el equilibrio.

Los alimentos que contienen carbohidratos no son alimentos que le hacen engordar. Son sus fuentes de energía. Con suficientes carbohidratos, podrá realizar todas sus tareas con normalidad y quizás con más energía. En una dieta normal, los carbohidratos deben constituir la mitad o el 50% de las comidas diarias.

Las proteínas se utilizan para tratar las células, y la cantidad adecuada debe ser consumida diariamente. Esta cantidad varía de una persona a otra, pero en general se acepta que alrededor del 20% de sus necesidades calóricas deben ser cubiertas por alimentos ricos en proteínas.

Las grasas generalmente tienen una mala "reputación" en lo que se refiere a la comida. De hecho, la mayoría de la gente trata de deshacerse de su exceso de grasa corporal. Es bastante comprensible que quieran que reduzcas su consumo de grasa. Pero no todas las grasas son malas. Las grasas insaturadas son excelentes para el cuerpo. Proporcionan energía y ácidos grasos esenciales al cuerpo.

Por lo tanto, es extremadamente importante que incluya estos tres macronutrientes en su ingesta diaria de alimentos. Puede variar las cantidades cada día, incluso para cada comida, pero mientras coma lo suficiente, estará sano y en su peso ideal. En lugar de privarle a su cuerpo de los nutrientes que necesita para buscar el equilibrio en todas las cosas, asegúrese de que lo que come coincide con sus macros.

CONTAR LAS CALORÍAS Y EL

SEGUIMIENTO DE MACRONUTRIENTES

Como dijimos en el capítulo anterior, las calorías son unidades de energía utilizadas por el cuerpo como combustible. También discutimos qué son los macros, o macronutrientes.

La mayoría de las dietas le dirán que reduzca la ingesta de uno o más de los macronutrientes para perder peso. Pero eliminar por completo los carbohidratos o las grasas de su dieta puede provocar problemas de salud en lugar de ayudarle. La mejor manera de reducir el peso es no eliminar los macronutrientes de la dieta. Lo mejor es reducir el número de calorías ingeridas manteniendo el equilibrio.

Requisitos calóricos

Toda persona necesita calorías para sobrevivir. Pero la ingesta calórica ideal no es la misma para todos. Múltiples factores pueden cambiar las necesidades calóricas de una persona específica.

Uno de los factores es la cantidad de actividad física que realiza una persona. Va a haber una diferencia entre las necesidades calóricas de un atleta y una persona que se queda quieta todo el tiempo. Otro factor que puede afectar las necesidades calóricas de una persona es la edad. Por regla general, una persona mayor necesita menos calorías que una persona más joven.

Para que pueda reducir su peso, debe tener un déficit calórico. Esto se hace absorbiendo menos calorías de las que se queman. Esto puede hacerse esencialmente de dos maneras. Uno de ellos es aumentar el número de calorías que quemas haciendo más ejercicio. Otra forma es reducir la ingesta calórica. La mejor, y probablemente la más rápida, manera de reducir su peso es combinar las dos: comer menos mientras se hace más ejercicio.

Pero también debe tener en cuenta que hay una cantidad determinada de calorías que necesita cada día para seguir haciendo cosas básicas. Este es *su requerimiento* calórico diario.

Como se mencionó anteriormente, las necesidades calóricas de cada persona son diferentes. Pero hay una fórmula que puede ayudarle a averiguar cuáles son *sus* necesidades calóricas diarias. Esta fórmula utiliza algunas variables como su edad y la cantidad de actividad física que realiza. Conectando los datos a la fórmula, podrá saber sus necesidades calóricas diarias.

Gasto de energía

Antes de entrar en las ecuaciones, tendremos que determinar cuánta energía usas cada día. Cada actividad que hace consume energía. Y como son la unidad de energía, estas acciones utilizan calorías.

Pero primero necesitamos determinar el número exacto de calorías que su cuerpo necesita para cada acción que tome. De nuevo, esto variará cada día, así que no será exacto. Este es el promedio recomendado *de ingesta* calórica basado en la cantidad de actividad física que realiza.

Tasa de metabolismo basal y tasa de metabolismo en reposo

Su cuerpo realiza ciertas actividades automáticamente. Estas acciones incluyen la respiración, el bombeo de sangre y la función cerebral. Y, al realizar estas acciones, su cuerpo consume energía. La cantidad de energía que el cuerpo necesita para mantenerle vivo es su tasa metabólica basal o **BMR.**

Hay muchas calculadoras en línea que pueden ayudarle a determinar su BMR basándose en varios factores. Pero una de las ecuaciones más comunes que usan estas calculadoras es la ecuación de Mifflin-St Jeor.

$$P = 10(m) + 6.25(h) - 5(a) + s$$

Dónde:

P = BMR

m = peso en kilogramos

H = altura en cm

a = edad en años

s = +5 para los hombres; -161 para las mujeres

Se ha demostrado que esta ecuación da los resultados más

precisos. Y con la ventaja de que no requiere el porcentaje de grasa corporal, que la mayoría de la gente no conoce.

La tasa metabólica en reposo, o **CMA,** es también otra forma de medir el consumo de energía del cuerpo cuando no está haciendo otras cosas. La diferencia con el BMR es que tiene en cuenta la energía utilizada para digerir los alimentos. El CMA es siempre más alto que el BMR porque la digestión de los alimentos utiliza alrededor del 10% del gasto energético de una persona.

Gasto energético diario total

Cuando cuentas las macros, la información más importante que puede usar es el total de su gasto energético diario o **DETE**. Su TEDEE es una representación de todas las calorías que quemas. Para perder peso, necesita comer menos que su EETR, no su BMR. De nuevo, como BMR, hay muchas calculadoras en línea que pueden ayudarle a calcular su EFILE.

Calcular su EFILE es muy simple. Simplemente multiplique su BMR por un factor de actividad. Los factores son los siguientes:

- **Ejercicio limitado**: 1,2

- **Ejercicio ligero**: 1.375

- **Ejercicio moderado**: 1,55

- **Ejercicio difícil**: 1.725

- **Ejercicio intenso**: 1.9

Una vez que has determinado su TEDEE, es muy fácil ajustar su dieta en consecuencia. Puede simplemente comer menos que su TEDEE para reducir su peso o comer más que su TEDEE para ganar peso.

Contar las calorías y los macros

Ya le hemos mostrado cómo medir o calcular el número de calorías que su cuerpo necesita en base a la cantidad de actividad física que hace. Ahora veamos cómo puede alcanzar su objetivo de peso.

Estos pasos le ayudarán a empezar.

1. Establece su objetivo...

Una vez que sepas cuál es su TEDE, puede fijar su objetivo. Su objetivo de ingesta calórica dependerá de la rapidez con la que quiera perder peso. En promedio, una disminución del 20% en su ingesta calórica producirá resultados visibles más rápido, sin ser intimidante. Así que, si quiere perder peso más rápido, sólo tiene que reducir su ingesta de calorías aún más.

2. Encuentra su fallo de macro

Una vez que haya determinado y establecido su objetivo de ingesta calórica, ahora puede decidir la proporción de macronutrientes en su dieta. La proporción de sus macronutrientes le ayudará a perder aún más peso mientras se asegura de que está sano. El Rango de Distribución Aceptable de Macronutrientes (AMDR) es :

Hidratos de carbono: 45-65%

Proteína: 10 a 35%.

Contenido de grasa: 20-35%.

Esta proporción significa que el 45-46% de su ingesta calórica diaria debe estar compuesta de carbohidratos, etc. Todavía puede rastrear otras figuras clave. Esta es sólo la proporción recomendada.

3. Rastree sus macros y calorías

Para facilitarle el control de la cantidad de calorías y macronutrientes en su dieta, lo mejor es llevar un diario de los detalles de su dieta. También puede usar una aplicación para ayudarle.

4. Ajuste su consumo

Es posible que subestime su consumo de calorías, que sobreestime el número de calorías que quema, o ambas cosas. Por lo tanto, es preferible hacer algunos ajustes cuando sea necesario.

Algunos consejos para tener éxito

Para ayudarle a contar las calorías mucho más fácilmente, aquí tiene algunos consejos:

- **Prepare**

Prepare cualquier elemento o aplicación que necesite. También es mejor preparar un plan de comidas para una o dos semanas.

- **Evite la comida basura**

Saca todos los trastos de su casa. No sólo evitará que las coma, sino que también es una forma de buscar alternativas más saludables.

- **Evite los alimentos procesados**

Asegúrese de evitar los alimentos procesados. Se trata de obtener la mayor cantidad de nutrientes de los alimentos que come. Es mejor si preparas sus propias comidas.

- **Lea las etiquetas**

Revise las etiquetas de todos los alimentos. Estas etiquetas contienen mucha información que puede usar para contar las calorías.

- **Lento y constante**

No se debe aspirar a una pérdida de peso inmediata o rápida. Esto afectará negativamente a su salud. Y cuando las cosas no van bien, puede renunciar.

- **Ejercicio**

Todas las técnicas de pérdida de peso exitosas incluyen no sólo la dieta, sino también el ejercicio. Ajuste su dieta para compensar el ejercicio que hace.

ALIMENTACIÓN Y PLANES DE COMIDAS

Todas las calorías y la mayoría de los nutrientes provienen de los alimentos que come. Así que tiene que planear las comidas que come.

La planificación de las comidas implica mucho trabajo y preparación. Puede ser un poco más complicado si se considera el contenido de calorías y macronutrientes de las comidas que se preparan. Tendrá que pensar no sólo en lo que quiere comer, sino también en la composición de la comida.

En el capítulo anterior hablamos de calorías y macros. También hablamos del contenido calórico de cada uno de los macronutrientes. También se discutieron las proporciones recomendadas de macronutrientes en sus comidas. En esta sección, ahora los reuniremos.

Hay algunas cosas que debe hacer y otras que debe evitar hacer durante el plan IIFYM.

¿Qué hacer?

Para que pueda crear un gran plan de comidas, aquí hay algunas cosas que necesita saber.

Compre a granel

Una de las principales consideraciones al desarrollar un plan de comidas es su presupuesto. No todo el mundo puede gastar la misma cantidad de dinero en comida. La mayoría de la gente tendrá una cierta cantidad de dinero reservada para la comida. Por lo tanto, una de las mejores maneras de seguir la dieta IFYM arruinarse es comprar comida a granel.

Comprar a granel no sólo le ahorra dinero, sino también tiempo. Cuando tenga todos los ingredientes a mano, puede usar lo que necesite de inmediato. No tendrá que ir al supermercado a comprar un ingrediente que falta.

Otro beneficio que ahorra tiempo al comprar al por mayor es que le ayuda a planificar sus comidas. Como ya tiene los ingredientes, es mucho más fácil planificar lo que va a cocinar. Sólo mire lo que tiene y prepare sus comidas.

Prepare las porciones

Otra forma de ahorrar tiempo es preparar todas las porciones e ingredientes por adelantado. Esto hará que la preparación de la comida sea mucho más fácil. Puede simplemente sacar los ingredientes cuando esté listo para cocinar la comida. Incluso puede cocinar comidas y congelarlas. Una vez que esté listo para comer la comida, sólo recaliéntela.

Preparar las porciones y las comidas con antelación no sólo facilitará su trabajo, sino que también le ayudará a planificar con antelación. Con los ingredientes que tiene, puede establecer lo que va a comer por un tiempo, especialmente si compra a granel.

Como sus comidas estarán preparadas con antelación, no tendrá que preocuparse por el seguimiento de sus macros y calorías todos los días. Esto le permite planificar su consumo de macronutrientes al preparar las comidas y los ingredientes. Es una gran manera de ahorrar tiempo y hacer una dieta fácil.

Mantenga su "ratio"

Ya hemos calculado los macronutrientes y las calorías que deben estar en su dieta. Con la proporción de macronutrientes y el límite de calorías que ha elegido, ahora debería ser capaz de determinar la cantidad de cada macronutriente que debe consumir cada día.

Como ejemplo, vamos a calcular cuánto necesitará una persona que normalmente come 2000 calorías al día.

En primer lugar, para perder peso, tiene que reducir la ingesta de calorías. La reducción recomendada es del 20%. Así, la ingesta calórica aumenta de 2000 a 1600 kcal.

Ahora, para el porcentaje de macronutrientes. Usemos una proporción de 50-20-30. Esto representa un 50% de carbohidratos, 20% de grasas y 30% de proteínas. De nuevo, esta relación es sólo un ejemplo. Su proporción puede ser diferente. Puede marcar la diferencia. Como quiera.

Así que, para este ejemplo de 50-20-30, vamos a calcular el número de calorías de macronutrientes basado en la dieta de 1600 kcal.

- **Hidratos de carbono** (50%)

$$1600\frac{kcal}{day} \times .50 = 800 kcal$$

$$800 kcal \div 4\frac{kcal}{gram} = 200 grams$$

Según este cálculo, debería tener 200 gramos de carbohidratos por día.

- **Grasa** (20%)

$$1600\frac{kcal}{day} \times .20 = 320 kcal$$

$$320 kcal \div 9\frac{kcal}{gram} = 35.5 grams$$

Según este cálculo, sólo debería tener 35,5 gramos de grasa por día.

- **Proteína** (30%)

$$1600\frac{kcal}{day} \times .30 = 480 kcal$$

$$480 kcal \div 4\frac{kcal}{gram} = 120 grams$$

De acuerdo con este cálculo, debería comer 120 gramos de proteína por día.

Una vez que haya calculado sus porciones, asegúrese de adherirse a ellas tanto como sea posible. Sigua cada comida para asegurarse de que siempre está dentro de sus posibilidades.

Sus porciones y proporciones serán diferentes a las de otras personas dependiendo de muchos factores. Esto puede incluir su sexo, edad y nivel de actividad física. Si quiere perder peso, puede reducir el porcentaje de carbohidratos y aumentar las proteínas.

Use la tecnología

Hoy en día hay muchas cosas que hacen la vida mucho más fácil. Hay muchas aplicaciones que pueden ayudarle a rastrear sus carbohidratos y macros mucho más fácilmente. Incluso hay aplicaciones y sitios web que le dan recetas e ideas. Los sitios web y las aplicaciones pueden incluso ayudarle a ahorrar dinero. También hay ofertas y promociones que puede consultar y aprovechar.

Comprar por Internet también puede hacerle la vida más fácil. Puede comprar ingredientes y especias en línea en muchos sitios web. Incluso hay servicios en línea que envían los ingredientes preparados para las comidas directamente a su puerta. Incluso le permiten personalizar las comidas para que se ajusten a sus límites. De esta manera, no sólo se ceñirá a la dieta, sino que también ahorrará tiempo. Tenga en cuenta, sin embargo, que estas aplicaciones y servicios pueden costar más que si los compra en un supermercado o en una tienda de comestibles.

También puede usar Internet para buscar restaurantes que se ajusten a sus necesidades. Si le apetece comer fuera o si está lejos de casa, sólo tiene que ir a estos restaurantes y tendrá una deliciosa comida que se ajusta a su consumo.

Experimente

Uno de los mejores aspectos de la preparación de sus comidas es el proceso de cocción. Incluso con una vieja y querida receta, puede cambiar las cosas. Puede reemplazar ciertos ingredientes que coinciden con su consumo de macros y calorías.

Los ensayos en la cocina también pueden conducir a descubrimientos en el campo de la alimentación. Nunca se sabe, experimentando, incluso puede encontrar su nueva comida favorita. Probar cosas nuevas también le permitirá encontrar nuevos ingredientes que tal vez nunca haya usado antes.

Y, como todo lo demás, debería tener "días de trampas" en los que pueda comer lo que quiera. Utilice estos días de trampas como recompensa por mantener la dieta por un tiempo. Puede fijar su día de trampas a cualquier día de la semana que estimes. Ese día, puede disfrutar de todos los platos que quiera.

Lo que hay que evitar

En cualquier programa de pérdida de peso o de alimentación saludable, hay ciertos alimentos que no se deben comer. Es una forma de controlar sus comidas y mantenerse saludable. El IIFYM es un régimen mucho más flexible que otros, pero como hemos dicho antes, sigue siendo un régimen. Todavía hay algunos tipos de alimentos que debe evitar y que no sólo pueden estropear su dieta, sino que también pueden causar enfermedades a largo plazo. También hay cosas que debe recordar y seguir para mantenerse al día con la dieta mientras recibes todos los nutrientes que su cuerpo necesita.

La falta de micronutrientes

Una de las principales cosas que la dieta de IIFYM no tiene en cuenta es la ingesta de micronutrientes. El esquema IIFYM se centra principalmente en los macros. Así que depende de usted, asegúrese de que siempre recibe suficientes micronutrientes en su cuerpo.

Los micronutrientes provienen de muchos alimentos. Generalmente provienen de frutas y verduras, pero también se encuentran en las nueces. Así que, cuando planee o prepare su próxima comida, asegúrese de tener en cuenta los macronutrientes. Su cuerpo no necesita mucho, así que no necesita llevar la cuenta de cuánto está recibiendo. Pero es mejor encontrar fuentes de estos micronutrientes para poder incorporarlos en sus comidas.

Tipo equivocado de carbohidratos

Los carbohidratos provienen de muchos tipos de alimentos. Casi todos los alimentos que come contienen carbohidratos. Pero, como dijimos, hay diferentes tipos de carbohidratos. Los carbohidratos complejos son las mejores fuentes de carbohidratos. La dieta IIFYM le permite comer todo, pero es mejor tener en cuenta la *calidad de la* comida que come.

No todos los carbohidratos son iguales. No se recomienda comer comida rápida o alimentos procesados todo el tiempo. No sólo están llenos de carbohidratos que le harán superar su límite, sino que también pueden contener muchas grasas o aceites poco saludables. Los alimentos dulces también deben limitarse debido al tipo de carbohidratos que contienen. Los alimentos dulces suelen contener carbohidratos simples en lugar de complejos.

Cuando elija sus fuentes de carbohidratos, asegúrese de elegir las más complejas y respete sus límites.

Ignorar su cuerpo

Comer según la cantidad y las instrucciones de una fórmula e ignorar lo que su cuerpo le dice puede hacer que no capte las señales que le da. Su cuerpo puede estar diciéndole que necesita comida, pero debido a sus limitaciones, no comerá. Esto es un error. Su ingesta calórica debe basarse en la cantidad de actividad física que hizo ese día. Por lo tanto, sus comidas deben ser adaptadas en consecuencia. No escuchar a su cuerpo puede incluso provocar daños en ciertas partes del cuerpo.

Cuando tenga hambre, asegúrese de comer. Todavía puede seguir sus porcentajes, pero come lo que su cuerpo le diga en ese momento. Puede que le falten ciertos nutrientes, y su cuerpo se lo advierte. Escucha lo que su cuerpo le dice, y le mantendrá mucho más saludable a largo plazo. Esto puede significar que se esta desviando un poco de su ingesta calórica diaria, pero al menos su cuerpo está sano.

Discutimos lo que hay que considerar al preparar un plan de comidas para la dieta IIFYM. Ahora veamos algunos ejemplos de recetas que puede seguir. Tenga en cuenta que algunas de estas recetas pueden no cumplir con su límite de calorías. Estas recetas serán de 1600 kcal por día o menos. Así que vamos a ver un plan de comidas con recetas detalladas para cada comida. La información nutricional de las recetas es por porción. Algunas recetas pueden contener más de una porción.

Día 1

Desayuno

<u>Avena con arándanos y plátanos</u>

Ingredientes

- A v e n a instantánea cortada con acero: ½ cup

- L e c h e d e almendras sin azúcar y vainilla: ¾ taza

- Plátano en rodajas: ½

- Arándanos: ½ taza

- Semillas de chía: 1 cucharada

- Linaza molida: 1

  cucharada

Instrucciones

1. Caliente la leche de almendras.

2. Vierta la leche de almendras caliente sobre la avena.

3. Revuelva la mezcla y déjela reposar hasta que la avena se espese.

4. Añada el resto de los ingredientes.

Información nutricional:

450 calorías   Fibra: 18 g

Proteína: 16 g

Almuerzo

BLT al aguacate

Ingredientes

- Pan blanco entero: 2 rebanadas
- Tomate en rodajas: 2 piezas
- Plátano en rodajas: ½

- Tocino de pavo: 3 oz.
- Hojas de lechuga romana: 2 piezas.
- Abogado

Instrucciones

1. Puede tostar el pan si quiere.

2. Cocine el tocino de pavo.

3. Esparza el aguacate en una de las rebanadas de pan. Ponga el tocino de pavo, la lechuga y el tomate por encima.

4. Cúbralo con la segunda rebanada de pan.

Información nutricional:

480 Calorías   Proteína: 24 g

Fibra: 8 g

Cena

Macarrones con queso

Ingredientes

- Penne de trigo integral: ¾ taza
- Queso rallado (bajo en grasa): ½ taza
- Yogur griego (natural, sin grasa): ½ taza
- Ajo en polvo: 1 cucharadita
- Espinaca: ½ taza

Instrucciones

1. Cocine la pasta.

2. En una fuente para el horno, mezclar la pasta, el queso, el yogur, las espinacas y el ajo en polvo.

3. Hornee hasta que el queso esté crujiente en la parte superior.

Información nutricional:

490 calorías

Proteína: 37g

Fibra: 8 g

Merienda

La mezcla de frutos secos

Ingredientes
- Almendras fileteadas: 1 cucharada

- Pistachos: 1 cucharada

- Pasas de uva: 1 cucharada

Instrucciones

Mezcle todos los ingredientes en un tazón.

Información nutricional:

110 Calorías   Fibra: 2 g

Proteína: 3 g

Postre

Helado de yogur griego

Ingredientes
- Yogur griego: ½ taza

- Frambuesas: ½ taza

- Miel: 1 cucharada

Instrucciones

1. Mezcle todos los ingredientes hasta que esté liso.

2. Congele durante una hora.

Información nutricional:

70 Calorías   Fibra: 4 g

Proteína: 13 g

Total de calorías: *1.600 calorías*

Día 2

Desayuno

Burrito de desayuno
Ingredientes

- Tortillas (completas, calentadas): 1

- Huevo: 1

- Abogado (en rodajas): ½

- Tomates cereza (cortados por la mitad): 7

- Col rizada: 50 g

- Pasta de chipotle: 1 cucharadita

- Aceite de colza: 1 cucharadita

Instrucciones

1. En una jarra, mezcle la masa de chipotle y el huevo.

2. En una cacerola grande, calienta el aceite.

3. Cocine la col rizada y los tomates en aceite. Póngalos a un lado de la sartén una vez que estén cocinados.

4. Vierta la mezcla de huevo y chipotle en el lado transparente de la sartén. Mézclalos todos juntos.

5. Ponga todo en el burrito, y luego adorne con aguacate.

Información nutricional:

366 calorías　　　　　　Proteína: 16 g

Hidratos de carbono: 26 g

Grasa: 21 g

Almuerzo

<u>Quesadillas cremosas de pollo</u>

Ingredientes

- Aceite de oliva: 1 cucharada

- Harina para todo uso: 4 cucharaditas

- Caldo de pollo (sin sal): ½ taza

- Espinacas (picadas gruesas): 1 taza

- Salsa picante: 1 cucharada

- Sal Kosher: ¼ cucharaditas

- Pimienta negra: ¼ cucharaditas

- Pechuga de pollo asado deshuesada (sin piel): 6 oz.

- Mozzarella (pre-grafiada): 4 oz.

- Tortillas de harina de trigo integral (8"): 4 piezas.

- Spray de cocina

- Aguacate maduro (cortado en cuartos)

Instrucciones

1. Cocine la harina en aceite durante 30 segundos. Revuelva constantemente.

2. Añada el caldo lentamente y cocine hasta que se espese.

3. Quite la sartén del fuego.

4. Mezcle la salsa picante, sal, pimienta, queso, espinacas y queso.

5. A fuego medio, coloque una sartén grande.

6. Ponga la mezcla de pollo en una mitad de cada tortilla. Doble el relleno.

7. Rociar las quesadillas con spray de cocina. Cocine en la sartén durante 2 minutos por cada lado o hasta que el queso se derrita.

8. Cortar en 4 cuñas y servir con el aguacate.

Información nutricional:

343 Calorías   Proteína: 23 g

Hidratos de carbono: 24 g

Grasa: 17 g
Cena

Tazón de verduras y salmón salvaje

Ingredientes

- Zanahorias: 2 unidades.
- Calabacín grande: 1 unidad.
- Remolachas rojas (cocidas, en cubitos): 2 piezas.
- Vinagre balsámico: 2 cucharadas
- Eneldo (picado): ⅓ paquete pequeño
- Cebolla roja pequeña (finamente picada): 1 ud.
- Salmón salvaje escalfado o enlatado: 280 g
- Alcaparras en vinagre (enjuagadas): 2 cucharadas

Instrucciones

1. Usando un pelador o un pelador en espiral, muela las zanahorias y los calabacines en tiras largas.

2. En un pequeño tazón, combine el eneldo, la cebolla roja, la remolacha y el vinagre balsámico picado.

3. Esparza la mezcla sobre las rebanadas de vegetales.

4. Trocear el salmón.

5. Espolvoree las escamas de salmón y las alcaparras sobre la mezcla. Puede añadir eneldo encima.

Información nutricional:

395 Calorías   Proteína: 39 g

Hidratos de carbono: 18 g

Grasa: 17 g

Merienda

Patatas fritas de pita al horno

Ingredientes

- Pitas de 6 pulgadas: 4 piezas.

- Aceite de oliva: 2 cucharadas.

- Comino molido: 1 cucharadita.

- Polvo de chile ancho: 1 cucharadita.

- Sal Kosher: ¼ cucharadita.

Instrucciones

1. Precalentar el horno a 350°F

2. Corte las pitas en 6 pedazos. Póngalos en un gran tazón y cúbralos con aceite.

3. En un tazón, combine la sal, el chile en polvo y el comino. Espolvoree la mezcla sobre los cuartos.

4. Coloque los pedazos en las hojas de hornear.

5. Póngalos en el horno durante 12 minutos y deje que se enfríen.

Información nutricional:

148 calorías

Grasa: 4,6 g

Hidratos de carbono: 22,1 g

Proteína: 4,7 g

Postre

Galletitas de avena y chocolate negro

Ingredientes

- Mantequilla de maní: 2 cucharadas

- 1% Leche desnatada: 2 cucharadas

- Pepitas de chocolate (semi-dulce): ¼ taza

- Avena a la antigua: ¾ taza

Instrucciones

1. Mezcle la leche, la mantequilla de cacahuete y los trozos de chocolate.

2. Caliente la mezcla en una cacerola a fuego lento durante 3 minutos.

3. Ponga la avena. Entonces remuévalos del calor.

4. Coloque las porciones en forma de bola en una hoja para hornear forrada con papel encerado.

5. Póngalo en el refrigerador por 10 minutos.

Información nutricional:

160 Calorías   Hidratos de carbono: 19 g

Grasa: 8 g

Proteína: 5 g

Total de calorías: 1.412 calorías

Día 3

Desayuno

<u>Pancakes americanos</u>

Ingredientes

- Harina fermentada: 200g

- Polvo de hornear: 1 ½ cucharadita

- Polvo de azúcar dorado: 1 cucharada

- Huevos: 3 piezas

- Mantequilla (derretida): 25 g

- Leche : 200ml

- Aceite vegetal (para cocinar)

- Jarabe de arce

- Tapicería de su elección

Instrucciones

1. En un gran tazón, mezclar la harina, el azúcar en polvo y el polvo de hornear. Añada una pizca de sal.

2. Haga un pequeño agujero en el medio de la mezcla.

3. Ponga la leche, la mantequilla derretida y los huevos en este tablero. Bata la masa hasta que esté liso.

4. Caliente una cucharadita de aceite y un poco de mantequilla en una gran sartén antiadherente.

5. Vierta un poco de masa en la sartén. Cocine cada lado durante 1 o 2 minutos.

6. Continúe haciéndolo hasta que se agote toda la masa.

7. Póngalos en un plato y vierta el jarabe de arce encima. Ponga el topping.

Información nutricional

356 calorías   Proteína: 13 g

Hidratos de carbono: 46 g

Grasa: 13 g

Almuerzo

Sándwiches de jamón, lechuga y tomate

Ingredientes

- 100% pan integral: 8 rebanadas
- Mayonesa de canola: ¼ taza
- Albahaca fresca (picada): 2 cucharadas
- Mostaza de Dijon: 1 cucharadita
- Diente de ajo pequeño (picado): 1 ud.
- Hojas de lechuga romana: 1 taza
- Rodajas de tomate (1/4 de pulgada de grosor: 8 piezas.
- Prosciutto (rebanadas muy finas): 3 oz.

Instrucciones

1. Ponga el pan en una bandeja de hornear. Asar a la parrilla durante 2 minutos a cada lado.

2. En un bol, mezclar la mostaza, la mayonesa, la albahaca y el ajo.

3. Esparza esta mezcla en 4 rebanadas de pan.

4. Ponga un cuarto de lechuga en cada rebanada de pan. Luego 2 rebanadas de tomate. Ponga el jamón encima, y luego la otra rebanada de pan.

Información nutricional

243 Calorías   Grasa: 9,4 g

Hidratos de carbono: Proteína: 11,8 g
28,4 g

Cena

Hamburguesa de pavo

Ingredientes

- Pavo molido: 1 ½ lb.

- Panecillos de hamburguesa integrales (1,6 onzas): 6 unidades.

- Manzana Granny Smith (finamente picada, pelada): 1 $\frac{1}{3}$1313 cortes

- Yogur griego (natural, 2% de grasa reducida): ½ taza

- Limón: 1 pc

- Clara de huevo grande: 1 pieza

- Espinaca bebé (fresca): 1 ½ tazas

- Salsa picante (opcional): 1 cucharadita

- Chutney de mango: 2 cucharadas

- Sal: 1 cucharadita

- Pimienta negra recién molida: 1 cucharadita

- Cebolla (finamente picada): ¼ taza
- Apio (finamente picado): 1 taza
- Spray de cocina
- Aceite de canola: 2 cucharaditas

Instrucciones

1. Caliente el aceite de canola en una gran sartén antiadherente a fuego medio-alto.

2. Saltee el apio, la cebolla y las manzanas durante 5 minutos. Póngalos a un lado para que se enfríen.

3. Rallar el limón para obtener 2 cucharaditas de cáscara. Entonces apriete para obtener una cucharada de jugo.

4. Combine el jugo de limón, la cáscara de limón, el pavo molido y la mezcla de manzanas en un tazón - sazone con sal y pimienta.

5. Mezcle con el huevo. Puede añadir salsa de pimienta picante si lo prefiere.

6. Haga 6 hamburguesas, ½ de grosor. Póngalos en el refrigerador por 2 horas.

7. Precaliente la parrilla y cocine las hamburguesas durante 5 minutos de cada lado.

8. Tostar los rollos con el lado cortado hacia abajo.

9. En un pequeño tazón, mezcle el yogur y el chutney de mango.

10. Monta la hamburguesa. Ponga las hamburguesas en la mitad inferior del pan, luego las espinacas, vierta la salsa.

Información nutricional

341 Calorías por hamburguesa

Hidratos de carbono: 33,8 g

Grasa: 11,2 g

Proteína: 28,6 g

Merienda

Mousse de frambuesas y yogur de chocolate

Ingredientes

- Yogur griego (natural, bajo en grasas): ½ taza
- Cacao sin azúcar: 1 cucharada
- Miel: 1 cucharada
- Frambuesas: ¼ taza

Instrucciones

1. Mezcle la miel, el yogur y el cacao en un pequeño tazón.

2. Ponga algunas frambuesas encima.

Información nutricional

170 calorías

Proteína: 11 g

Hidratos de carbono: 29 g

Grasa: 3 g

Postre

Polo de pudín de chocolate

Ingredientes

- Chocolate con leche de almendra (sin azúcar): 2 tazas ½

- Azúcar de coco: 1/2 taza

- Cacao sin azúcar: 2 cucharadas

- Almidón de maíz: 1 cucharada

- Chocolate agridulce (finamente picado): 4 oz.

- Aguacate maduro (pelado y deshuesado): 1 ud.

- Extracto de vainilla: ½ cucharilla

- Una pizca de sal

Instrucciones

1. Mezcle el cacao, la leche, el azúcar y la maicena en una cacerola.

2. Poner la mezcla a hervir, batiendo continuamente.

3. Cocine la mezcla hasta que se espese.

4. Quítelo del calor.

5. Añada el chocolate. Azota hasta que se derrita.

6. Deje que la mezcla se enfríe colocando la cacerola en el tazón con hielo.

7. Vierta la mezcla en una licuadora. Añada el aguacate, la sal y la vainilla.

8. Mezcle hasta que esté liso.

9. Vierta la mezcla en moldes esquimales.

10. Inserta los palos y póngalos en el congelador durante 3 horas.

Información nutricional

149 Calorías   Proteína: 2 g

Hidratos de carbono: 22 g

Grasa: 9 g

Total de calorías: 1259 calorías

Día 4

Desayuno

Huevos y patatas fritas saludables

Ingredientes

- Patatas (en dados): 500 g
- Seta pequeña: 200g
- Huevos: 4 piezas
- Chalotes (en rodajas): 2 piezas

- Aceite de oliva: 1 cucharada
- Orégano molido seco: 2 cucharaditas

Instrucciones

1. Precalentar el horno a 400°F

2. En una gran bandeja de asar, pongan las patatas y los chalotes.

3. A continuación, vierta el aceite de oliva y el orégano. Mezcle bien.

4. Hornee en el horno durante 45 minutos.

5. Ponga los hongos en el horno y cocínelos por otros 10 minutos.

6. Cree cuatro espacios en la mezcla de vegetales.

7. Romper un huevo por cada espacio - Cocinar durante 4 minutos.

Información nutricional

218 Calorías   Proteína: 11 g

Hidratos de carbono: 22 g

Grasa: 10 g

Almuerzo

Ensalada de pollo, zanahoria y pepino

Ingredientes

- Pechuga de pollo cocida (picada): 1 lb.

- Pepino (picado y sin semillas): 1 ¼ tazas

- Zanahorias (cortadas en fósforos): ½ taza

- Rábano (en rodajas): ½ taza

- Cebollas verdes (picadas): 1/3 taza

- Mayonesa ligera: ¼ taza

- Cilantro fresco (picado): 2 cucharadas

- Ajo picado (embotellado): 1 cucharadita

- Sal: ¼ cucharilla

- Comino (tierra): ¼ cucharadita

- Pimienta negra: 1/8 de cucharadita

- Lechuga de hoja verde: 4 hojas

- Pitas de trigo integral de 6 pulgadas

(cortadas en 8

cuñas): 4 piezas.

Instrucciones

1. En un gran tazón, combine pollo, pepino, zanahorias, rábanos y cebollas de verdeo picadas.

2. En un tazón separado, combine la mayonesa, el cilantro, el ajo, la sal, el comino y la pimienta negra.

3. Mezcle las dos mezclas y combínalas bien.

4. En un plato, Ponga una hoja de lechuga. Prepare cuatro de ellos.

5. Ponga alrededor de 1 taza de la mezcla de pollo en cada hoja.

6. Coloque 8 cuñas de pita en cada plato.

Información nutricional

382 calorías   Grasa: 10,4 g

Hidratos de carbono: 31,4   Proteína: 40,7 g
g

Cena

Sopa de zanahoria y jengibre

Ingredientes

- Mantequilla (sin sal): 3 cucharadas

- Aceite de oliva: 3 cucharadas

- Cebolla (picada): 1 taza

- Jengibre fresco (pelado y picado finamente): 2 cucharadas

- Ajo (finamente picado): 2 dientes

- Caldo de pollo o de verduras (sin grasa, bajo en sodio): 7 tazas

- Zanahoria (en cubitos): 4 tazas

- Vino blanco seco: 1 taza

- Jugo de limón fresco: 2 cucharaditas

- Polvo de curry: ¼ cucharilla

- Pimienta negra (molida): ¼ cucharadita

- Cilantro fresco (picado): 2 cucharaditas

Instrucciones

1. Ponga la mantequilla y el aceite de oliva en una cacerola grande a fuego medio. Cocine durante 2 minutos o hasta que la mantequilla se derrita.

2. Añada la cebolla, el ajo y el jengibre. Cocine durante 10 minutos.

3. Añada el caldo, el vino y la zanahoria. Hervir y cocer a fuego lento durante 45 minutos.

4. Revuelva hasta que la mezcla esté liso. Asegúrese de tener mucho cuidado al mezclar la sopa caliente.

5. Vierta la mezcla en un tazón. Añada el zumo de lima, la pimienta y el polvo de curry. Revuelva bien.

6. Espolvorear con cilantro.

Información nutricional

88 Calorías	Grasa: 6,4 g
Hidratos de carbono: 6 g	Proteína: 1,2 g

Merienda

Papas fritas de calabacín al horno

Ingredientes

- Migajas de pan   seco: ¼ taza

- Queso parmesano (rallado): ¼ taza

- Sal condimentada: ¼ cucharadita

- Ajo en polvo: ¼ cucharadita

- Pimienta negra molida: 1/8 de cucharadita

- Leche (sin grasa): 2 cucharadas

- Calabacín (¼ en rodajas gruesas): 2 ½ tazas

Instrucciones

1. En un tazón, combine las migajas, el queso parmesano, la sal, el ajo en polvo y la pimienta.

2. En un tazón poco profundo, vierta la leche.

3. Sumerja una rodaja de calabacín en la leche y luego cúbrela con la mezcla de pan rallado. Repita para cada rebanada de calabacín.

4. Coloque las rebanadas en una rejilla de horno - Hornee a 425°F durante 30 minutos.

Información nutricional

61 Calorías

Grasa: 1,9 g

Hidratos de carbono: 7,6 g

Proteína: 3,8 g

Postre

Mordiscos de plátano congelados con chocolate negro

Ingredientes

- Plátanos (cortados en 6 rebanadas): 3 piezas.

- Estacas de cóctel: 18 piezas

- Chocolate negro (finamente picado): 5 oz.

- Aceite de coco: 2 cucharaditas

- Coco seco (sin azúcar, rallado, tostado): 2 cucharadas

- Almendras tostadas (picadas): 2 cucharaditas

- Copos de sal marina: ½ cucharadita

Instrucciones

1. Ponga un pico de cóctel en cada rodaja de plátano. Colóquelos en una bandeja para hornear. Congélelos durante una hora.

2. Derretir el chocolate con aceite de oliva en una olla doble. Cocine durante 4 minutos.

3. Mojar un pincho de plátano en el chocolate derretido.

4. Espolvorear con coco, almendras o copos de sal.

5. Congelar durante una hora.

Información nutricional

229 Calorías   Proteína: 3 g

Hidratos de carbono: 25 g

Grasa: 14 g

Total de calorías: 978 calorías

Día 5

Desayuno

<u>**Huevos y papas fritas para el horno**</u>

Ingredientes

- Patatas para hornear (cortadas en cuartos): 2 piezas.

- Aceite de oliva: 2 cucharadas

- Pimentón ahumado: 1 cucharadita

- Tomates (cortados por la mitad): 2 unidades.

- Huevos: 2 piezas

Instrucciones

1. Precaliente el horno a 375°F.

2. Ponga las patatas en una bandeja de asar.

3. Espolvoree las patatas con pimentón y aceite. Sazonar con sal y pimienta. Mézclelos bien.

4. Asarlos en el horno durante 25 minutos.

5. Ponga los tomates con el lado cortado hacia arriba con las patatas.

6. Cree 2 espacios y rompe un huevo - Hornee durante 8 minutos adicionales.

Información nutricional

303 Calorías   Proteína: 11 g

Hidratos de carbono: 25 g

Grasa: 19 g

Almuerzo

<u>Risotto cremoso de tomate</u>

Ingredientes

- Tomate picado: lata de 400g

- Caldo de verduras: 1 L

- Una perilla de mantequilla

- Aceite de oliva: 1 cucharada

- Cebolla (finamente picada): 1 unidad

- Ajo (finamente picado): 2 dientes

- Romero (finamente picado): 1 rama

- Arroz para risotto: 250g

- Tomate cereza (cortado por la mitad): 300g

- Albahaca (desgarrada groseramente): paquete pequeño

- Parmesano (rallado): 4 cucharadas

Instrucciones

1. Pulverizar los tomates picados y la mitad del caldo en un procesador de alimentos hasta que la mezcla esté liso.

2. Vierta el resto del caldo y la mezcla en una cacerola. Déjelo hervir a fuego lento.

3. En otra cacerola, derretir la mantequilla con el aceite de oliva.

4. Añada la cebolla y cocínala durante 8 minutos. Ponga el ajo y el romero. Cocine un minuto más. Añada el arroz. Sigua agitando durante 1 minuto.

5. Vierta un cuarto de la mezcla de caldo sobre el arroz. Deje que el arroz absorba el caldo, y luego añada un poco más.

6. Una vez que haya vertido la mitad del caldo, Ponga los tomates. Cocine durante 25 minutos.

7. Cúbralo durante 1 minuto y luego añada la albahaca. Espolvorear con parmesano y pimienta negra.

Información nutricional

381 calorías

Hidratos de carbono: 61 g

Grasa: 10 g

Proteína: 13 g

Cena

Pollo relleno con queso feta y espinacas

Ingredientes

- Mantequilla: 1 cucharada
- Ajo (picado): 1 diente
- Hojas de espinaca bebé: 6 tazas
- Sal: 1/8 de cucharadita
- Pimienta negra molida: 1/8 de cucharadita
- Mitades de pechuga de pollo (sin piel, sin hueso): 4 piezas.
- Queso Feta (desmenuzado): 2 oz.
- Tomates de uva: 2 tazas
- Queso parmesano: 2 cucharadas
- Vino blanco seco: ¼ copa

Instrucciones

1. Derretir la mantequilla en una gran sartén. Añada el ajo y cocine durante 30 segundos.

2. Añada gradualmente las espinacas. Sazonar con sal y pimienta. Cocine durante 2 minutos y luego retire del fuego.

3. Aplanar las pechugas de pollo a un grosor de ½ pulgadas.

4. Ponga queso feta y espinacas en las pechugas de pollo.

5. Enrolla los pollos y asegúrelos con palillos de dientes.

6. Cocine el pollo en la sartén durante 3 minutos por cada lado.

7. Añada los tomates y espolvorea con queso parmesano.

8. Hornee a 425°F durante 25 minutos. Retire el pollo de la sartén.

9. Vierta el vino en la olla para aflojar el residuo.

10. Corte el pollo en rodajas.

11. Servir con los tomates y los jugos de la sartén.

Información nutricional

299 Calorías

Hidratos de carbono: 8,1 g

Grasa: 8,7 g

Proteína: 43,7 g

Merienda

Chips de col rizada

Ingredientes

- Col rizada (cortada, desgarrada en tiras de 2 pulgadas): 10½ oz.

- Aceite de oliva: 1 cucharada

- Sal Kosher: ¼ cucharilla

Instrucciones

1. Lava y seca la col rizada.

2. Póngalos en un gran tazón. Espolvoréelos con aceite de oliva y sal. Revuelva.

3. Ponga una sola capa de col rizada en una bandeja para hornear.

4. Hornee a 350°F durante 15 minutos.

5. Deje que se enfríen y se guarden.

Información nutricional

67 Calorías   Grasa: 4 g

Hidratos de carbono: 7,5   Proteína: 2,5 g
g

Postre

Mordiscos congelados de yogur con nectarinas y arándanos

Ingredientes

- Fechas (sin hueso): 2/3 taza
- Almendras (tostadas): 2/3 taza
- Mantequilla de almendra: 2 cucharadas
- Arándanos: 1/3 taza
- Nectarina (mora): 1 unidad
- Yogur natural con leche entera: ½ taza
- Miel: 1 cucharada

Instrucciones

1. Ponga las almendras, los dátiles y la mantequilla de almendra en un procesador de alimentos y procese hasta que estén bien mezclados.

2. Prepare un molde para magdalenas y vierta la mezcla de dátiles. Formen pequeñas tazas.

3. Ponga a un lado 12 arándanos y 12 rebanadas de nectarina. Refrigerarlas.

4. Triture el resto de los arándanos en un tazón.

5. Cortar finamente el resto de la nectarina. Añádelos al puré de arándanos.

6. Añada el yogur y la miel a la mezcla de arándanos. Mezclar las para obtener una combinación homogénea.

7. Ponga la mezcla en los moldes de panecillos y congélela durante 2 horas.

8. Antes de servir, déjelos descansar unos 10 minutos y añada una rodaja de arándano y nectarina encima.

Información nutricional

216 Calorías   Proteína: 6 g

Hidratos de carbono: 26 g

Grasa: 12 g

Total de calorías: 1.266 calorías

Día 6

Desayuno

Galletas de avena, cereza y cacao

Ingredientes

- Cerezas (secas): 75 g

- Semillas de chía: 1 cucharada

- Leche de avellana: 500 ml

- Gachas de avena jumbo: 200g

- Cacao en polvo: 3 cucharadas

- Pluma de cacao: 1 cucharada

- Polvo de hornear: 1 cucharadita

- Extracto de vainilla: 1 cucharadita

- Avellanas (blanqueadas): 50 g

Instrucciones

1. Precaliente el horno a 395°F.

2. Ponga las cerezas en un tazón. Vierta agua hirviendo sobre las cerezas y déjalas a un lado.

3. Remoje las semillas de chía en 3 cucharadas de agua caliente.

4. Escurra las cerezas y mézclalas con las semillas de chía remojadas.

5. En un bol grande, mezclar las cerezas y las semillas de chía con la avena, el cacao en polvo, la leche, las pepitas de cacao, el polvo de hornear y el extracto de vainilla.

6. Ponga la mezcla en una fuente de horno.

7. Ponga las avellanas en la mezcla y cocínelas durante 30 minutos.

8. Puede servirlo con yogur y compota de cerezas.

Información nutricional

289 Calorías Grasa: 13 g

Hidratos de carbono: 30 g Proteína: 9 g

Almuerzo

El pescado asado griego

Ingredientes

- Patatas (cuartos): 400g

- Cebolla (en rodajas): 1 unidad

- Ajo (picado grueso): 2 dientes

- Orégano (seco o fresco): ½ cucharaditas

- Aceite de oliva: 2 cucharadas

- Limón (cuartos): ½ habitación

- Tomates (cuartos): 2 unidades

- Saithe (filetes sin piel): 200 g

- Perejil (picado grueso): un pequeño puñado

Instrucciones

1. Precaliente el horno a 395°F.

2. Ponga las patatas, el ajo, el orégano, la cebolla y el aceite de oliva en una bandeja de asar. Sazonarlas con sal y pimienta. Mezcle bien.

3. Asarlos durante 15 minutos y luego darles la vuelta. Cocine por otros 15 minutos.

4. Ponga los limones y los tomates. Luego asar durante 10 minutos.

5. Coloque los filetes de pescado en la parte superior y poner al horno durante 10 minutos.

6. Servir con perejil encima.

Información nutricional

388 calorías   Proteína: 23 g

Hidratos de carbono: 42 g

Grasa: 13 g

Cena

Tilapia empanizada con parmesano

Ingredientes

- Pan rallado japonés (panko): ½ taza

- Queso parmesano (rallado): 2 oz.

- Sal Kosher: ¼ cucharilla

- Pimienta negra (molida): ¼ cucharadita

- Huevos (batidos): 2 piezas.

- Filetes de tilapia (6 onzas): 4 piezas.

- Aceite de canola: 2 cucharadas

- Cuñas de limón: 8 piezas

Instrucciones

1. En un plato poco profundo, mezcle el pan rallado, el queso, la sal y la pimienta.

2. En otro plato, Ponga los huevos.

3. Lavar los filetes y secarlos con toallas de papel.

4. Sumerja los filetes en el huevo y luego en el pan rallado.

5. Fría los filetes de pescado en una sartén con el aceite de canola. Cocínelos durante 3 minutos de cada lado.

6. Servir con gajos de limón.

Información nutricional

305 Calorías   Grasa: 13,6 g

Hidratos de carbono: 5,6   Proteína: 39,5 g
g

Merienda

Cuero de frutas

Ingredientes

- Azúcar: 1 taza

- Jugo de limón: ¼ taza

- Manzanas (peladas, picadas): 4 tazas

- Peras (peladas, picadas): 4 tazas

Instrucciones

1. Precaliente el horno a 150°F.

2. Forrar una hoja de hornear con papel de hornear.

3. Mezcle el azúcar, el jugo de limón, las manzanas y las peras hasta que esté liso.

4. Esparza puré de papas en la sartén.

5. Hornee durante 6 horas con la puerta del horno ligeramente abierta.

6. Una vez cocinado y enfriado, debe ser desgarrado y enrollado para su almacenamiento.

Información nutricional

90 Calorías

Hidratos de carbono: 23,5
g

Grasa: 0,1 g

Proteína: 0,3 g

Postre

Gelatina de puré de manzana roja

Ingredientes

- Caramelo (rojo canela): ½ taza

- Agua: 1 taza

- Gelatina (cereza): 1 paquete (3 onzas)

- Compota de manzana: 2 tazas

Instrucciones

1. Ponga el agua en una cacerola a fuego medio.

2. Disuelva el caramelo en agua.

3. Mezcle la gelatina y disuélvela.

4. Retire del fuego y añade el puré de manzana.

5. Viértalo en un molde y refrigérelo durante unas 2 horas.

Información nutricional

78 Calorías   Grasa: 0 g

Hidratos de carbono: 19,4   Proteína: 0,7 g
g

Total de calorías:

1.150 calorías

Día siete

Desayuno

Gachas de plátano y tahini

Ingredientes

- Tahini: 1 cucharada
- Leche : 150ml
- Gachas de avena: 100g
- Plátanos (en rodajas): 2 piezas.

- Semillas de cardamomo (trituradas): 2 vainas
- Semillas de sésamo (tostadas): 1 cucharada

Instrucciones

1. Mezcle el Tahini con una cucharada de leche y una cucharada de agua.

2. En una cacerola, pongan la avena, uno de los plátanos en rodajas, las semillas de cardamomo, 100 ml de leche y 300 ml de agua. Añada un poco de sal a su gusto. Cocínelos durante 5 minutos.

3. Vierta la avena cocida en dos tazones.

4. Vierta el resto de la leche y las rebanadas de plátano encima.

5. Añada la mezcla de Tahini encima y espolvoree las semillas de sésamo tostadas.

Información nutricional

431 Calorías   Proteína: 14 g

Hidratos de carbono: 53 g

Grasa: 17 g

Almuerzo

Chuletas chinas de cerdo

Ingredientes

- Salsa de soja: ½ taza

- Azúcar moreno: ¼ taza

- Jugo de limón: 2 cucharadas

- Aceite vegetal: 1 cucharada

- Jengibre molido: ½ cucharilla

- Ajo en polvo: 1/8 de cucharadita

- Chuletas de cerdo (sin hueso): 6 piezas.

Instrucciones

1. Combine todos los ingredientes, excepto las chuletas de cerdo, en un tazón. Ponga un poco de esta mezcla en un escabeche.

2. Con un tenedor, perfore los lados de la chuleta de cerdo. Colóquelos en un recipiente y vierta el adobo. Refrigere las chuletas de cerdo durante 8 horas.

3. Precaliente la parrilla.

4. Cocine el cerdo en la parrilla por unos 8 minutos de cada lado.

5. Cepille el cerdo con el pequeño adobo que dejará a un lado durante la cocción.

Información nutricional

182 Calorías   Grasa: 6,3 g

Hidratos de carbono: 11,2   Proteína: 19,6 g
g

Cena

<u>Ramen de sésamo</u>

Ingredientes

- Fideos instantáneos: paquete de 80g
- Cebolletas (finamente picadas): 2 piezas.
- Pak choi : ½ head

- Huevo: 1 pc
- Semillas de sésamo: 1 cucharadita
- Salsa de chile (para servir)

Instrucciones

1. Cocine los fideos instantáneos según las instrucciones del paquete.

2. Añada el bok choi y las cebolletas una vez que los fideos estén cocidos.

3. Hervir el huevo.

4. En una sartén, tostar las semillas de sésamo.

5. Vierta los fideos en un tazón.

6. Corte el huevo por la mitad y Póngalo sobre los fideos.

7. Espolvoree las semillas de sésamo encima.

8. También puede añadir la salsa de chile.

Información nutricional

205 Calorías   Proteína: 11 g

Hidratos de carbono: 21 g

Grasa: 7 g

Merienda
Pinchos de frutas

Ingredientes

- Fresas (cortadas por la mitad): 5 piezas.

- Melón (bolas o cubos): ¼ pieza

- Plátanos (piezas): 2 piezas

- Manzana (piezas): 1 pieza

- 20 brochetas

Instrucciones

1. Pega los trozos de fruta en la brocheta. Puede cambiar el orden de las cosas según sus preferencias.

2. Colóquelos en una bandeja de servir.

Información nutricional

61 Calorías

Grasa: 0,3 g

Hidratos de carbono: 0,9 g

Proteína: 15,4 g

Postre
<u>Pastel al revés de melocotón</u>

Ingredientes

- Melocotones: 6 piezas

- Azúcar blanco: 2/3 taza

- Mantequilla (sin sal): 2 cucharadas

- Harina para todo uso: 1 taza

- Polvo de hornear: 1 cucharadita

- Bicarbonato de sodio: ½ cucharadita

- Canela molida: ½ cucharadita

- Sal: ¼ cucharilla

- Aceite de canola: 1 cucharada

- Huevo: 1 pc

- Extracto de vainilla: 1 cucharadita

- Extracto de almendra: 1 cucharadita

- Suero de leche ligero: ½ taza

Instrucciones

1. Precaliente su horno a 375°F.

2. Hervir los melocotones en agua hasta que su piel esté tierna. Pélalas, córtelas por la mitad y quite los núcleos.

3. Cocine la mitad del azúcar con una cucharada de mantequilla durante 5 minutos.

4. Ponga los melocotones con el lado cortado hacia arriba sobre el azúcar. Entonces remuévalos del calor.

5. En un tazón, combine la harina, el bicarbonato de sodio, el polvo de hornear, la sal y la canela.

6. En otro tazón, mezclar el azúcar y la mantequilla restantes con el aceite de canola.

7. Añada el huevo hasta que la mezcla esté liso.

8. Añada el extracto de vainilla y el extracto de almendra.

9. Añada la mezcla de suero de leche y harina al azúcar. Remuévalos hasta que la mezcla esté liso.

10. Esparza la masa sobre los melocotones.

11. Ponga los melocotones en el horno y hornee durante 25 minutos. Deje enfriar durante 5 minutos después de la cocción.

12. Sirva dando la vuelta a la sartén en un plato. Reemplace los melocotones que se pegan a la sartén con el pastel.

Información nutricional

137 Calorías   Grasa: 3,7 g

Hidratos de carbono: Proteína: 2 g
23,8 g

Total de calorías: 1.016 calorías

Estas recetas son sólo algunos ejemplos de lo que puede cocinar y comer. Como dijimos antes, puede cambiar las cosas o reemplazar algunas de las comidas del plan que hemos puesto en marcha. Como pueden ver, todas las recetas suman menos de 1600 calorías por día. Algunos incluso contienen menos. Por lo tanto, si cree que el número de calorías es demasiado bajo para usted, puede recurrir a ciertos alimentos que pueden "añadir" algunas calorías más.

Otra cosa que estas recetas no tienen en cuenta es su actividad física. Los ingresos no tienen en cuenta si está dentro o fuera del ejercicio fiscal. Si hace ejercicio, el número de calorías que necesita consumir aumentará. También puede que tenga que cambiar la proporción de sus macros para que se adapten a su esfuerzo físico.

Lo que debe tener en cuenta es que estas recetas son sólo una guía para ayudarle a crear su plan de comidas. Asegúrese de que sus comidas se ajusten a sus macros, sus necesidades y, por supuesto, a su presupuesto.

Rastrear el progreso...

Llevar la cuenta del tipo de comida que come requerirá mucho esfuerzo y disciplina. Es tan fácil ceder a la tentación y comer todo lo que vea. Esa es la belleza subyacente de la dieta IIFYM. No tiene que preocuparse por lo que come. Sólo piense en cuánta comida come y quemas. Mientras esta cantidad corresponda a sus necesidades macro y calóricas, ¡puede comerla!

Una de las mejores maneras de asegurarse de que la comida que come coincide con sus macros es seguir lo que come. Hay muchas maneras de hacer esto, así que exploraremos algunas de ellas.

Diario

Los diarios son perfectos para registrar su ingesta de calorías y macronutrientes. Son muy sencillos de hacer. Puede personalizar su diario y hacer que se vea bien. Hay muchas decoraciones que puede poner en su diario. Pero la simplicidad siempre es mejor.

Para hacerlo correctamente, necesitará información de lo que come. Lo mejor es llevar un registro de cada comida que se come y anotar la información en el diario. Es una gran forma de asegurarse de que tiene toda la información que necesita sobre lo que está comiendo y así controlar sus objetivos.

La ventaja de este diario es que le permite tomar decisiones sobre lo que come. Al seguir las macros y no sólo las calorías, verá la diferencia en la calidad de lo que come.

Tabla de seguimiento

Una tabla de seguimiento es muy similar a un diario, excepto que es más grande y más visible. Un gráfico de seguimiento es una gran manera de revisar su progreso en un vistazo. Es mejor usarlo con el diario. Con su tabla de seguimiento, puede crear gráficos o tablas para mostrar su progreso. También se puede utilizar como una forma de obtener ideas sobre lo que se puede comer o más información sobre la comida.

Aplicaciones

En estos tiempos modernos, hay muchas herramientas tecnológicas que pueden ayudarle a seguir su progreso y lo que come. El uso de la tecnología puede facilitar mucho más el seguimiento de la dieta IIFYM y asegurar una ingesta adecuada de macros y calorías.

Como se mencionó brevemente antes, hay muchas aplicaciones que puede utilizar para ayudarle a seguir la dieta IIFYM. Hay muchas similitudes entre ellas. La mayoría de estas aplicaciones permiten introducir información sobre lo que se está comiendo y calcular o mostrar macros y calorías para la comida. Algunos incluso están equipados con calculadoras que calculan las macros que necesita basadas en su información y también rastrean la actividad física que realizas.

La mayoría de las aplicaciones también funcionan como planificadores de comidas. Estas aplicaciones proporcionan menús y recetas con toda la información necesaria para seguir la dieta. ¡Incluso puede pedir los ingredientes de la comida directamente por la aplicación y se los entregan a casa!

Conclusión

El régimen del IIFYM es uno de los más recientes que ha ido ganando terreno en los últimos tiempos. El IIFYM es un acrónimo que significa "If It Fits Your Macros". Es una dieta flexible que le permite comer lo que quiera y funciona siguiendo la cantidad de comida que consume en lugar de *lo que come.*

La dieta IIFYM cambia la forma en que la gente piensa en el aumento de peso. La mayoría de la gente piensa que ciertos alimentos le harán engordar. Pero no se dan cuenta que son las calorías en exceso las que hacen que el cuerpo aumente de peso. Por lo tanto, la dieta IIFYM es un medio de controlar la ingesta calórica del cuerpo.

El plan IIFYM tiene muchas ventajas, pero también tiene algunos aspectos menos positivos. Una de las ventajas es que puede, por supuesto, perder peso o al menos conseguir el peso que quiera. También es muy flexible, porque puede comer lo que quiera, siempre y cuando coincida con sus macros. Como resultado, no hay alimentos "prohibidos". Eso significa que puede comer lo que quiera. Debido a que la dieta IIFYM reduce la ingesta de calorías, necesitará menos ejercicio para obtener resultados.

Una de las principales desventajas del régimen del IIFYM es que sigue siendo un régimen. De hecho, la mayoría de las dietas no son muy sostenibles a largo plazo. Esto requerirá mucha disciplina. Además, el IIFYM - como su nombre lo indica - centra toda su atención en los macronutrientes, pero no se ocupa de los micronutrientes. Los micronutrientes son muy importantes para el cuerpo, y su deficiencia puede conducir a ciertas enfermedades. La mejor manera de abordar esto es incorporando suplementos de micronutrientes en la dieta. Otro aspecto negativo de la dieta IIFYM es que ciertos problemas de salud no se tienen en cuenta al calcular la ingesta de calorías y macronutrientes. La dieta IIFYM, porque siempre es una dieta, a veces puede conducir a trastornos de la alimentación.

Hemos comparado el cuerpo con una máquina. La comida que come es extremadamente importante porque es el combustible del cuerpo. La nutrición es la rama de la ciencia que se ocupa de la alimentación y la salud. La composición del cuerpo es una parte muy importante de la dieta. El cuerpo se puede descomponer en sistemas de órganos o según su composición química.

Sin embargo, cuando se trata de la aptitud física, la composición del cuerpo tiene un significado muy diferente. Es la cantidad de músculo, grasa y hueso en el cuerpo. La proporción entre grasa y músculo suele ser un buen indicador de la salud general. Esto puede hacerse por diferentes métodos. El cálculo de la densidad corporal es una de las formas más comunes de hacerlo. También hay varias formas indirectas de determinar la composición del cuerpo. El ultrasonido, el plegado de la piel, la pletismografía por desplazamiento de aire (ADP) son sólo algunos ejemplos. Pero la mejor disponible en este momento se llama absorciometría de rayos X de energía dual. Es una forma muy precisa de determinar la composición del cuerpo humano.

Una de las mayores ideas erróneas sobre la alimentación y la nutrición, en general, es sobre las calorías. La mayoría de la gente piensa que las calorías son un objeto físico que posea un trozo de comida. Pero eso no es lo que es una caloría. Por encima de todo, la caloría es una unidad de medida. Es la unidad de medida más básica de la energía. Se reduce a *"la cantidad de calor necesaria para elevar la temperatura de un gramo de agua en 1 grado centígrado"*. Pero esa es la definición científica de una caloría. La caloría utilizada en la nutrición y la dieta es la *kilocaloría, o* mil *calorías.* Eso es lo que hace que el cuerpo aumente de peso. De hecho, cuantas más calorías consuma, más peso ganará. Pero los diferentes tipos de alimentos tienen diferentes contenidos calóricos. Para asegurarte de que come bien, necesita saber cuántas calorías necesita comer cada día.

Los macronutrientes, a veces llamados macros, se encuentran en los principales tipos de alimentos, o grupos de alimentos, que proporcionan la mayor cantidad de nutrientes al cuerpo. Contienen mucha energía y son las principales fuentes de energía utilizadas por el cuerpo. Los macronutrientes son carbohidratos, proteínas y grasas.

Los hidratos de carbono, o carbohidratos, contienen 4 kcal por cada gramo. Le dan mucha de la energía que necesita cada día porque son muy abundantes. Los carbohidratos se encuentran en casi todos los alimentos que comemos. Las frutas, las verduras, el pan y los productos lácteos contienen carbohidratos. A menudo constituyen la mitad, o el 50%, de la comida que come cada día.

La proteína proviene de la carne. El cuerpo humano no puede crear proteínas, pero las necesita para el crecimiento y la regeneración de los músculos. Por lo tanto, debe integrarse en la dieta. La proteína se encuentra en la carne, el pescado, los huevos y algunos frutos secos.

Las grasas son los portadores del sabor de los alimentos. Contienen 9 kcal por gramo, lo que significa que necesitará menos para no exceder sus requerimientos diarios. Las grasas son utilizadas por el cuerpo para regular el metabolismo y mantener la elasticidad de las membranas celulares. También proporcionan vitaminas A, D, E y K. Las grasas se utilizan en muchos alimentos, pero funcionan como aditivos o forman parte del proceso de cocción.

Estos tres macronutrientes - carbohidratos, proteínas y grasas - juegan un papel extremadamente importante en el cuerpo. Muchas dietas nuevas dicen que para perder peso, hay que reducir la ingesta de uno o más de estos macros. Algunos incluso aconsejan eliminarlos completamente de su dieta. Esta no es la forma correcta de perder peso. No sólo priva a su cuerpo de nutrientes esenciales, sino que incluso puede conducir a enfermedades y deficiencias de nutrientes.

El cuerpo necesita calorías para funcionar. Son el combustible que hace el cuerpo. Pero no todos necesitan el mismo número de calorías. Algunas personas necesitan más calorías porque son más activas. Mientras que otros pueden tener necesidades calóricas más bajas debido a su edad, estos son sólo algunos de los factores que influyen en las necesidades calóricas de una persona. Pero lo más fundamental que hay que entender es que la ingesta de calorías es directamente proporcional al aumento de peso. Es la forma más básica de decirlo. Cuantas más calorías consuma, más peso ganará. Cuanto más calorías quemes, más peso perderas. Pero también debe tener en cuenta que su cuerpo necesita un cierto número de calorías para funcionar normalmente. El cuerpo lo necesita para hacer funcionar el corazón, el cerebro y otros órganos vitales. Esto se llama la tasa metabólica basal o BMR. Se basa en su edad, peso y altura. La CMA, o tasa metabólica en reposo, por otro lado, es ligeramente superior a la BMR. Tiene en cuenta la energía utilizada para digerir los alimentos que come. Por lo tanto, para calcular el número de calorías que necesita cada día en base a su actividad física, tendrá que calcular su DETE total diario o gasto de energía. Una vez que tenga esta información, podrá calcular el número de calorías necesarias para perder o ganar peso.

Contar las calorías que ingiere parece una tarea ardua. Requiere mucha disciplina y fuerza, pero es muy simple. Sólo tiene que asegurarse de que lo que coma no exceda su asignación diaria. Para ello, tendrá que establecer objetivos o metas. Una vez que lo haya hecho, es sólo cuestión de alcanzar esos objetivos. Hay muchas maneras de hacerlo, pero la mejor y más simple es encontrar un desglose macro que se ajuste a sus necesidades. El seguimiento de su admisión puede parecer tedioso, pero es necesario que se asegure de que va por el buen camino. También es una gran manera de motivarse para ver cuánto has cambiado. También recuerde adaptar o hacer cambios para adecuarse a circunstancias específicas.

La mejor manera de asegurarse de que cumple su objetivo es establecer un plan de comidas. Los planes de comidas son tablas y recetas que calculan los macros y las calorías de la comida. También son técnicas de ahorro de tiempo que pueden facilitar el seguimiento del plan. Preparar ingredientes o incluso comidas completas por adelantado puede ayudar. No sólo ahorrará tiempo, sino que también podrá calcular su consumo con mucha más precisión. Para ahorrar tiempo y dinero, la compra al por mayor le ayudará. También puede usar aplicaciones, sitios web y otras tecnologías para ayudarle a rastrear su consumo de calorías y de macros. Sobre todo, no se olvide de experimentar de vez en cuando. Disfrute del proceso, y los resultados valdrán la pena. Pero asegúrese de incluir macronutrientes en sus comidas. Busque comidas e ingredientes que proporcionen nutrientes de mejor calidad. No todas las fuentes de macros son iguales, así que tenlo en cuenta. Sobre todo, nunca ignore las señales que su cuerpo envía. Si tiene hambre, asegúrese de comer aunque signifique sobrepasar su límite.

Hay innumerables recetas que puede seguir en línea. Puede integrarlos en su plan de comidas. Sólo asegúrese de que coincidan con su límite. Si busca recetas en línea, asegúrese de obtener la información nutricional de esa comida, especialmente de los macros.

El seguimiento de su progreso con la dieta IIFYM es muy simple. Anote lo que come y escríbelo. Pero hay muchas maneras de llevar un registro de su ingesta calórica y macroeconómica. Puede usar un diario porque es muy simple y fácil de usar. También puede usar un tablero de seguimiento para obtener una visualización de su progreso. Actualmente, hay muchas aplicaciones y sitios web que pueden ayudarle a rastrear y registrar su progreso. Estas aplicaciones y sitios web pueden funcionar como un diario porque le permiten llevar un registro de lo que come. También son como gráficos de seguimiento porque muestran su progreso de un vistazo. Pero una de las ventajas de estas aplicaciones sobre los métodos más tradicionales es su conectividad y la cantidad de cosas que se pueden hacer con ellas. La mayoría de las aplicaciones tienen calculadoras para toda la información que necesita, como su BMR y TDEE. Ciertos factores influyen en la cantidad de ejercicio que hace. Otras aplicaciones contienen toda una base de datos de recetas e instrucciones de cocina para ayudarle a planificar y preparar sus comidas. ¡Incluso puede comprar suministros e ingredientes directamente en la aplicación!

Sea cual sea el camino o la técnica que elija para lograr su objetivo, debe tener en cuenta la razón por la que lo hace. La dieta IIFYM no es sólo un plan para ayudarle a conseguir el cuerpo que quiere. Esto es parte del régimen, pero conseguir un cuerpo perfecto no es el objetivo principal del régimen IIFYM. El objetivo principal del Plan IIFYM es ayudarle a estar saludable. Cualquiera que sea la forma en que esté, puede ser saludable. Esa es la belleza de esta dieta. No dicte lo que puede o no puede comer: puede comer lo que quiera. Sólo asegúrese de mantenerse dentro del rango de su objetivo. Usted es responsable de su salud. Es responsable del tipo de combustible que usa para alimentar la máquina que es su cuerpo. Para que sea fuerte y saludable, debe darle a su cuerpo el combustible adecuado que necesita. Haga todo lo que esté a su alcance para estar más saludable, y el cuerpo ideal con el que sueñas le seguirá.

ÚLTIMAS PALABRAS

¡Gracias de nuevo por comprar este libro!

Esperemos que pueda ayudarles.

El siguiente paso es registrarse a nuestro boletín electrónico para recibir información sobre nuevos lanzamientos o próximas promociones. ¡Puede registrarse gratis, y como bono, también recibirá nuestro libro "7 errores de fitness que no hay que cometer"! Este libro explica los errores más comunes de la aptitud física y desmitifica sus complejidades y su ciencia. ¡Habiendo organizado todo este conocimiento y la ciencia de la aptitud física en un libro práctico le ayudará a comenzar en la dirección correcta para su nuevo viaje de aptitud física! Para suscribirse a nuestro boletín electrónico y obtener este libro gratuito, vaya al siguiente enlace y regístrese: www.effingopublishing.com/gift

Por último, si le ha gustado este libro, nos gustaría pedirle un favor, ¿sería tan amable de dejarnos un comentario? Sería muy apreciado. ¡Gracias y que tengan un buen viaje!

Sobre los coautores

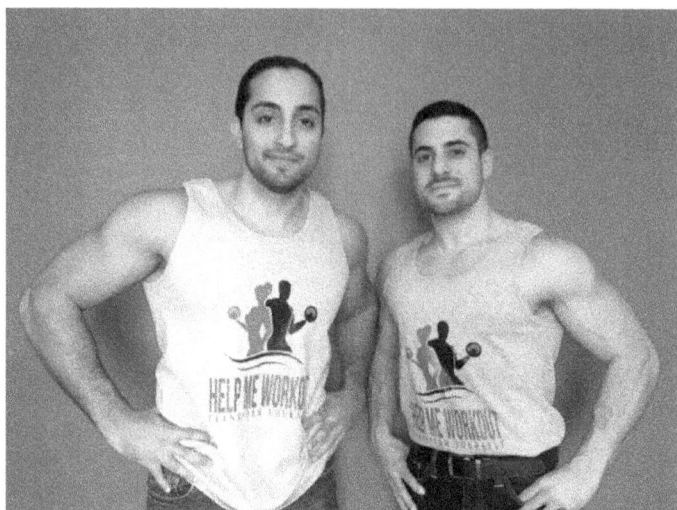

Nuestros nombres son Alex y George Kaplo; ambos somos entrenadores personales certificados de Montreal, Canadá. Empecemos por decir que no somos necesariamente los chicos más grandes que hayan visto y eso nunca ha sido nuestro objetivo. De hecho, empezamos a entrenar para superar nuestra mayor inseguridad cuando éramos más jóvenes: la confianza en nosotros mismos. Puede que esté pasando por un momento difícil ahora mismo, o puede que sólo quiera volver a ponerse en forma, y sin duda podemos entenderle.

Siempre hemos estado interesados por el mundo de la salud y el bienestar físico y queríamos ganar músculo por los abusos que sufrimos en la adolescencia. Nos dijimos que podíamos hacer algo para cambiar el aspecto de nuestros cuerpos. Así comenzó nuestro viaje de transformación. No sabíamos por dónde empezar, pero nos lanzamos de todos modos. Es cierto que a veces nos preocupamos y tememos que otras personas se burlen de nosotros por no hacer los ejercicios de la manera correcta. Por eso, siempre hemos querido que un amigo nos guíe y nos muestre las cuerdas.

Después de mucho trabajo, estudio y ensayo y error, algunas personas empezaron a notar lo bien que nos estábamos poniendo y el gran interés que teníamos por este tema. Esto ha llevado a muchos amigos y gente nueva a venir a nosotros y pedirnos consejos de fitness. ¡Al principio parecía extraño, pero lo que nos puso en marcha fue cuando esas mismas personas empezaron a ver cambios en sus propios cuerpos diciéndonos que era la primera vez que veían resultados así! Desde entonces, cada vez más gente seguían pidiéndonos consejo, lo que hizo que ambos nos diéramos cuenta, después de haber leído y estudiado tanto en este campo, que también nos permitía ayudar a los demás. Hasta ahora, hemos entrenado y capacitado a muchos clientes con resultados bastante sorprendentes.

Hoy en día, somos dueños y administradores de esta editorial, donde traemos a apasionados autores y expertos que escriben sobre temas relacionados con la salud y el bienestar físico. También dirigimos una empresa de fitness online y nos gustaría comunicarles que les invitamos a visitar el sitio web en la siguiente página para inscribirse a nuestro boletín electrónico (incluso recibirán un libro gratis).

Por último, si está en la situación en la que estábamos antes y necesita consejo, no dude en pedírnoslo.

¡Estamos aquí para ayudarle!

Sus entrenadores,

Alex y George Kaplo

Descargue otro libro gratis

Queremos agradecerle por comprar este libro y ofrecerle otro (tan largo y valioso como este), "Errores de salud y forma física que no sabe que está cometiendo" completamente gratis.

Visite el siguiente enlace para inscribirse y recibirlo:

www.effingopublishing.com/gift

En este libro, analizaremos los errores más comunes de salud y acondicionamiento físico, que usted probablemente está cometiendo en este momento, y le revelaremos cómo puede ponerse fácilmente en la mejor forma de su vida.

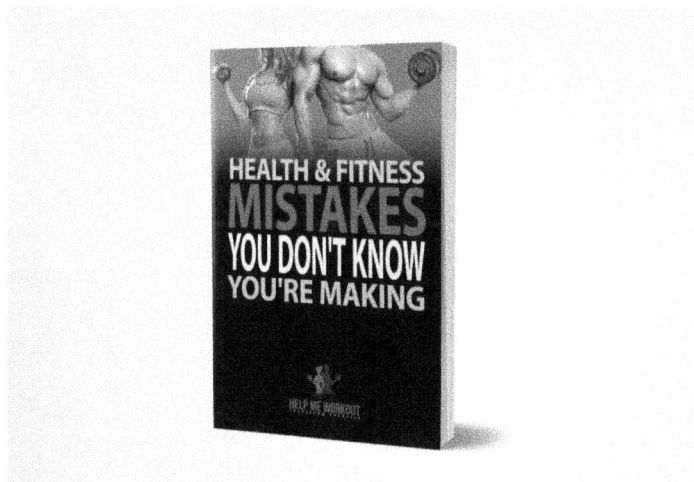

Además de este valioso regalo, usted también tendrá la oportunidad de recibir nuestros nuevos libros gratis, participar en sorteos y recibir otros valiosos correos electrónicos de nuestra parte. De nuevo, visite el enlace para registrarse:

www.effingopublishing.com/gift

falta de atención o de otro modo, por el uso o el mal uso de cualquier política, proceso o directriz contenida en el presente documento es responsabilidad única y entera del lector destinatario. En ningún caso se aceptará ninguna responsabilidad legal o culposa contra el editor por cualquier compensación, daño o pérdida monetaria debido a la información contenida en este documento, ya sea directa o indirectamente.

La información que figura en el presente documento se proporciona con fines de información únicamente y es universal como tal. La presentación de la información se hace sin contrato ni garantía de ningún tipo.

Las marcas comerciales utilizadas se usan sin ningún consentimiento, y la publicación de la marca comercial se hace sin la autorización o el apoyo del propietario de la misma. Todas las marcas comerciales y marcas en este libro se mencionan sólo con fines de aclaración y son propiedad de los propios propietarios, que no están afiliados a este documento.

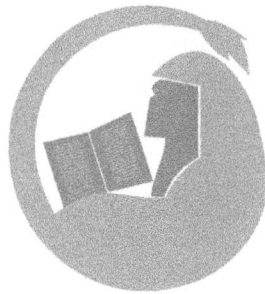

EFFINGO
Publishing

Para descubrir más libros, visite :

EffingoPublishing.com